社會性技巧訓練手冊

給自閉症或亞斯伯格症兒童的 **158** 個社會性故事

凱蘿·葛瑞（Carol Gray） 著

林育瑋 校閱　　　楊世華 譯

The New
Social
Story™
Book

by Carol Gray

作者簡介

　　凱蘿・葛瑞（Carol Gray）有超過二十年教育自閉症症候群（Autism Spectrum Disorders, ASD）學生的經驗。她在 1991 年時開始使用**社會性故事**並且為此寫了無數的文章、章節和書籍。她是「葛瑞中心——支持社會學習和理解」（Gray Center for Social Learning and Understanding）的主任，該中心是為自閉症症候群患者服務的非營利單位。她目前也私下跟不同教育單位或職業場所的學生、家長和專業人員一起工作。

　　每年，凱蘿在世界各地舉辦演講或工作坊。她所進行的主題跟教導社會性理解、預防霸凌和學習交友的技巧有關。凱蘿也因為她的工作而獲得許多獎項，包括 Barbara Lipinski 獎，此獎項是為了表彰她教育國際上自閉症症候群患者的貢獻。

校閱者簡介

💛 **林育瑋**

學歷：美國伊利諾大學課程與教學哲學博士（專攻幼兒教育及師資培育）

現職：中國幼稚教育學會理事長
　　　亞太地區幼兒教育協會（PECERA）理事
　　　桃園諾瓦兒童創意學校理事
　　　教育部核定幼兒園輔導人員
　　　臺灣粉彩畫協會理事

經歷：國立臺灣師範大學人類發展與家庭學系副教授兼系主任
　　　國立臺灣師範大學家庭教育中心主任
　　　國立臺灣師範大學家政教育學系副教授兼國立臺灣師範大學附設實驗
　　　　　幼稚園園長
　　　國立臺北師範學院幼兒教育學系副教授兼幼兒教育中心主任
　　　美國伊利諾大學兒童發展中心（三歲足班級）幼兒教師
　　　國立臺北師範學院幼兒教育師資科科主任
　　　國立科學園區實驗中學雙語部幼稚園教師兼園長

部落格：http://yuwei4767.pixnet.net/blog

譯作：劉慈惠、林麗卿、陳文玲、王莉玲、謝明芳、林育瑋、蘇育令（譯）
　　　（2013）。品學兼優標竿學校：成就卓越的品格教育（原作者：T.
　　　Lickona & M. Davidson）。臺北市：心理。
　　　林育瑋、洪堯群、陳淑娟、彭欣怡、陳怡婷（譯）（2012）。小小探索
　　　家：幼兒教育中的方案取向（原作者：J. H. Helm & L. G. Katz）。
　　　臺北市：華騰。

譯者簡介

♥ 楊世華

學歷：美國堪薩斯大學（University of Kansas）特殊教育學系博士（專攻幼兒特殊教育及學前融合教學）

譯作：楊世華（譯）（2008）。G. Gronlund 著。**活用幼兒早期學習指標：連結教學、課程與學習指標**（Make early learning standards come alive: Connecting your practice and curriculum to state guidelines）。臺北市：華騰出版社。

楊世華（譯）（2003）。M. Graves 著。**理想的教學點子 IV：家長工作坊的精要資源**（The teachers' idea book 4: The essential parent workshop resource）。臺北市：心理出版社。

楊世華（譯）（2000）。M. Graves 著。**理想的教學點子 II：以幼兒興趣為中心作計畫**（The teachers' idea book 2: Planning around children's interests）。臺北市：心理出版社。

校閱者序

　　這是我第二次接觸特殊教育的翻譯書籍，頭一回已是二十幾年前的事了。那時我是負責翻譯特殊兒童身體動作發展的輔導課程。雖然我所從事的是幼兒教育，但也覺察到有不少特殊教育輔導策略及方案可適用於實際之幼兒輔導工作上。這次很榮幸有機會在世華努力翻譯之下，進行審閱的工作。剛開始看到這本書的書名時，感覺上只是專門針對特殊兒童輔導（自閉症或亞斯伯格症兒童）所需要的書籍。當我閱讀了作者之「**社會性故事** 10.1 自學指引」，以及簡單、完整、容易了解的 158 個**故事**，讓我更肯定本書不僅符應特殊兒童的需要，對增進、發展一般兒童社會性技巧之訓練，也確實是相當實用且有效的。

　　每一篇**故事**都會發生在我們周遭兒童的身上。本書所涵括的範圍很廣，包含了：用**故事**來學習、改變、錯誤、我和我的感覺、慶祝和禮物、與人互動的技巧和友誼、霸凌、了解成人、家和社區、學校、地球等主題。每個**故事**都提供了清楚的內容、完整的解釋，以及明智的忠告。

　　我很喜歡凱蘿・葛瑞所提到的幾段字句，所以特別提出來，提供讀者在面對處理任何人、事、物時，可以隨時用來提醒自己。

- 「許多人在工作或遊戲中都可能犯錯……他們會從他們的錯誤中學習」。其實我們回想看看：是不是每天的生活中，都會有些誤差或出乎自己的想像呢？作者經常提到「妥善地面對錯誤是明智之舉」。保持冷靜可以幫助頭腦有效率地思考，把問題處理得更好；也就是把錯誤當成學習的機會，那麼即使一天中有錯誤，仍然可以是愉快的一天。如果我們可以用這種思維來面對兒童所犯的錯誤，或是自己碰到的誤差，把它轉換成很好的學習機會，那就會發現每天的生活都是很有收穫的！
- 「這是沒關係的」。以前沒注意到這個句子很有意義。這句話在主文中出現了二十多次呢！作者常常是在陳述一個令人驚訝、不想遭遇的或是不舒適的情境之後，再提到這個句子。代表的意思是雖然某個情境可能

不是我們所想要的，但卻需要發生或是將會發生。這也說明情況雖然令人驚訝、不想要或不舒服，但卻是安全的。例如，**故事** 110：我今天需要向學校請假嗎？「這是沒關係的」；或是等待別人通過後，再去買爆米花，「這是沒關係的」；或是……犯錯，「這是沒關係的」；……改變計畫，「這是沒關係的」。我們可能不常用，但也會發現這字句在對話中，還真的有其作用，不要忽視而不運用它。但也得注意不能用太強烈的口氣使用它喔！

真的感謝凱蘿‧葛瑞提供多元的**故事**，她滿心期待這本書能像老朋友一樣對大家有所幫助，我確信本書一定是如此的。凱蘿‧葛瑞也提醒讀者如何使用故事，進而提供十個指標，指引並鼓勵家長及教師能撰寫身邊所經歷過的故事。期待更多的人加入**社會性故事**的敘寫，如此更能為大家所關心的對象提供訊息，並參與指引、激勵與協助。

林育瑋

2013 年 9 月

譯者序

　　很高興有機會能將凱蘿・葛瑞的 *The New Social Story™ Book* 翻譯成中文（中文書名：《社會性技巧訓練手冊：給自閉症或亞斯伯格症兒童的 158 個**社會性故事**》）！在與孩子們一起工作的過程中，我覺察到，對有些孩子們來說，單純地讓他們了解在什麼時間需要做什麼事似乎就夠了。但對於另一些孩子們來說，則非常需要有人能用適合他們的方式，協助他們了解為什麼他們需要在某個情境或時間點呈現某些行為。凱蘿・葛瑞的**社會性故事**（Social Story™）提供我們一個可以用來與孩子們正向溝通的管道。我尤其喜歡她對讀者的尊重，以及竭盡努力地希望能確保「故事整體能充滿耐心、支持性的素質，以及故事的語調和相關內容的陳述對讀者來說是描述性的、有意義的，而且在身體上、社交上和情緒上都是安全的」。所以，不論您所面對的是一般發展的孩子或是有特殊需求的孩子，都希望這本書能成為協助您、您的家人或是您所關懷或服務對象的有用資源。非常感謝心理出版社林敬堯總編輯諸多的協助與支持，以及林育瑋老師和陳文玲執行編輯多次費心地校閱。

楊世華

2013 年 9 月

作者謝誌

感謝對**社會性故事**有貢獻的人

　　我在大約二十年前開始使用**社會性故事**（Social Story™）的策略。從那時開始，我遇到了許許多多非常好而且非常聰明、有趣的人。**社會性故事**所遇到的人常讓我印象深刻。我非常感謝他們每一個人，這本書是他們努力的結果。利用下面的篇幅，我想描述一下其中一些人的貢獻。我相信他們是這群人的代表——來自社會各個階層和地球各領域的人們——他們撰寫、閱讀或支持**社會性故事**，並讓它加入他們每天的生活之中。

　　艾瑞克（Eric）和提姆（Tim）。他們兩位在 1990 年的秋季開學時成為我諮詢的個案。他們倆相差 15 歲，體重差了大約 150 磅。艾瑞克高中快要畢業了；而提姆剛進入幼稚園大班。艾瑞克和提姆從來沒碰過面，但他們在**社會性故事**發展的歷程中都佔有重要的角色。與艾瑞克的對話讓我對事情能有比較精確的觀點。這對我而言是個思考模式的轉換，我決定要實際運用我從艾瑞克身上所學到的。一週之後，我為提姆寫了第一個**社會性故事**。在我的生命之中，我有許多的老師。然而到目前為止，艾瑞克和提姆是最具影響力的。

　　我的先生布萊恩（Brian）。至 1990 年的秋天，我已經在許多學生的身上成功地運用了**社會性故事**。但我非常猶豫要不要將這些成功的故事跟別人分享。其中一個主要的原因是因為我天性內向。我的先生布萊恩鼓勵我跟其他人分享**社會性故事**。由於他的鼓勵，我在印第安那州印第安那波利斯市的研討會中做了第一個關於**社會性故事**的分享。很多人對我的分享很感興趣，但研討會的其它時間我都躲在旅館的房間內。那兩天我都叫客房服務幫我送餐點。在**社會性故事**的歷史起伏中，布萊恩曾經是我的教練——也永遠是我最好的朋友。

　　喬安娜（Joanna Carnes）和巴瑞特（Barrett Gray）。布萊恩和我很幸福地擁有兩個非常好的孩子——喬安娜和巴瑞特。他們也是**社會性故事**歷史很大的一部分。回首過去，他們耐心、平靜的支持讓我印象深刻。

　　喬安娜嫁給馬克，他們是我外孫萊恩的父母。喬安娜可能不知道，但是她說的話幫助我完成這本書。在我寫稿的某個重要時刻，我感受到很大的壓力；有太多的故事，每天的時間都不夠用，又有太多其它事情要做。喬安娜聽了我感到挫敗的抱怨，平靜而有自信地說：「您需要設定些限制，有些時候您需要說，『那件事在目前的階段並不適合我』。」我永遠記得她所說的。突然，我腦海中似乎可以清楚區分那些事情不在我完成這本書的範圍內。我非常感謝她！而且從那時起，只要時機恰當，我都會很高興自己能說：「那個目前並不適合我。」她是正確的，這個方法真的有用。

　　我的兒子巴瑞特曾參加我最早期的一些分享活動。我特別記得我在新墨西哥州阿爾伯克基市的一次分享活動結束之後，我們正開車往北方回程的路上，我的兒子手裡握了一疊與會者所填寫的意見回饋。天空呈現灰紫色，是要下起大雷雨的跡象，巴瑞特把與會者的回饋唸給我聽。大部分的回饋意見都很好，讚美不用數算，但是讓我印象比較深刻的是那些具批評意味的評論。巴瑞特決定把那些寫有負面評論的回饋單丟到後座。請不要誤會，我珍惜正向、建設性的評論與回饋。但往後不論何時，當我遇到不太恰當的評論時，我心中會出現那個灰紫色天空中正出現閃電的夜晚和我兒子把回饋單揉成一團丟到後座的情景。多年之後兒子和我在酒吧裡對飲紅酒，他把**社會性故事**句子的比例轉換成目前**社會性故事**的公式。

　　喬伊・迦納德（Joy Garand）和艾德娜・史密斯博士（Edna Smith, Ph. D.）。我第一次在印第安那波利斯市分享**社會性故事**之後，遇到喬伊・迦納德（她是從俄亥俄州來的年輕特教老師）和艾德娜・史密斯博士（當時是密蘇里州ACCESS計畫的主持人）。喬伊聆聽了我在印第安那波利斯市的分享，並在幾個月後寫信給我，跟我分享她使用**社會性故事**的成功經驗。當時我很驚訝地了解，**社會性故事**不僅是我在密西根州可行，在俄亥俄州也是可行的。喬伊和我一起寫了篇文章：〈**社會性故事**：藉由精確的社會性資訊改善自閉症患者的反應〉，艾德娜協助我們將該篇文章投稿到 *Focus on Autistic Behavior* 期刊，並在1993年被刊出。和喬伊、艾德娜的相遇，引領我正式地向自閉症領域介紹**社會性故事**。

　　湯尼・阿特吾博士（Dr. Tony Attwood）是最早支持**社會性故事**的專業人員

之一。湯尼跟我聯絡，要我對他的新作：《亞斯伯格症候群：給家長和專業人員的指引》中的一個部分提供回饋。他想確認他對**社會性故事**的描述是否正確。就像我對喬伊使用**社會性故事**的成功感到訝異一樣，對於這位來自另一個國家的自閉症專業人士寫到關於我的工作，也讓我受到鼓舞。不僅如此，湯尼真的了解**社會性故事**。他的描述擴展了我自己對**社會性故事**的了解（湯尼今日已經成為我所珍惜的朋友了。而且，我非常尊敬他對我們這個領域的貢獻。我非常榮幸能請他幫我寫這本書的序）。

黛安・特瓦門―谷倫博士（Diane Twachtman-Cullen, Ph.D., CCC-SLP）介紹我認識「未來地平線」（Future Horizons）這家出版社的董事長偉恩・吉平（Wayne Gilpin）。黛安鼓勵偉恩來聽我其中一場早期的分享會。最初，我並不認為偉恩會相信**社會性故事**有如此正向的影響。但是那天他留下來，並聽完整場分享會，這讓我印象深刻。之後，他也提議出版和發行第一本**社會性故事**：《獨創的**社會性故事**》。雖然這本書已被許多出版社拒絕過。

葛瑞中心 ―― 支持社會學習和理解（Gray Center for Social Learning and Understanding）（TheGrayCenter.org）是非營利機構，為許多自閉症症候群患者以及從事這方面服務的專業人士服務。蘿拉・法芙（Laurel Falvo）是領導這個中心的執行主任，而葛瑞中心自 1998 年起就是**社會性故事**正式的家。葛瑞中心提供許多資源和服務。其中一項服務就是倡導關於**社會性故事**正確的資訊，和運用多面向的努力來保護運用這個策略的品質和完整性。

凱斯・勒維特（Keith Lovett）是英國自閉症獨立機構的主任。他將**社會性故事**帶到英國，也支持許多關於**社會性故事**的工作坊。凱斯非常關心自閉症症候群患者的受教品質和福利，其中也包括替他們維護良好的教學品質。如果說**社會性故事**有個爸爸，那就是凱斯。他很小心地維護**社會性故事**的使用，讓我知道坊間有哪些錯誤的詮釋，並且持續努力維護在他那端大西洋地區所舉行之**社會性故事**工作坊的品質。

社會性故事團隊（Team Social Stories™）是由一群與我一起工作，且在世界各地舉行高品質工作坊之授課者所組成的團隊。團隊成員一直不斷地增加。我還記得當我還在傑尼森公立學校工作時，我曾跟學校的人事室主任討論到我不斷增加的**社會性故事**工作坊。我曾經提到，需要花多久的時間來教導世界各

地的人們敘寫**社會性故事**呢？當時我想，總不可能一直不斷地持續下去吧！而現在，我覺得也許這份工作可以一直持續下去。因此，我召集了許多可以協助**社會性故事**發展的**團隊**成員。目前我們的**團隊**成員已經橫跨五個國家。您可以上葛瑞中心的網站查詢有關於**社會性故事團隊**最新且完整的資訊。

瑪莉莎·安佐斯（Melissa Andrews）一直持續參與**社會性故事**的發展。她和我曾在傑尼森公立學校共事過。現在我們在我的辦公室裡一起工作，規劃工作坊。瑪莉莎也幫忙檢視這本書的手稿，幫助我在完成這本書的過程中維持頭腦的清晰。瑪莉莎可能並不知道，她比任何人都更能幫助我停下來、想一想、再重新整理。

我鄉間小屋的朋友們（My Cottage Friends），我不知道還能用哪個更恰當的名詞來形容他們。這本書大部分的**社會性故事**都是在我鄉間小屋寫的，而這群朋友幫助我研究許多**社會性故事**的主題。我常形容他們是鄉間小屋的人。我會問他們一些不尋常的問題，例如：一人擁抱和兩人擁抱有何不同呢？雖然我的問題常引發他們不同觀點的討論，但總能在維持他們獨特的人格特質和相互尊重的氛圍中進行。我非常幸運地擁有這群朋友，也非常感謝他們對於這本書的貢獻。我特別要公開感謝，保羅和佩蒂（Paul and Pat）、葛瑞妮（Granny）、吉姆和瑪琳（Jim and Maureen）、傑夫和瑪西（Jeff and Marci）、雪莉（Sheri）、安迪和西（Andy and C）、凱斯和珊蒂（Keith and Sandy）以及普蒂和吉姆（Prudy and Jim）。他們讓我在地球上的生命更輕省些，而且能持續保持完整、有趣，並擁有很多好玩的事情。下輩子，我還要他們當我的朋友。

在邦諾書店遇到的男孩（The Boy at Barnes & Noble）。在這本書發展的重要時刻，我在邦諾書店碰到一位男孩。我很希望能知道他的名字，這樣我就可以好好地謝謝他。當我接近完成這本書的手稿時，大約有兩個星期，我每天從眼睛張開就開始寫，直到我睡覺。我需要換個地方寫，所以決定到家附近的購物中心去寫關於本書中搭乘手扶梯和在美食街吃東西的**社會性故事**。之後，我決定到附近的書店去寫關於在書店的咖啡廳裡吃東西的**社會性故事**。但是那個地方到處都是人，我根本沒辦法進入書店裡的咖啡廳。所以我隨便找了張椅子，拿出我的筆電，寫了「這個地方人真多！」的**社會性故事**。

這時有位滿頭棕色鬈髮的 9 歲男孩子靠近我，而他的母親就在附近。事實

上他是靠近我的電腦螢幕。他擁有許多自閉症症候群孩子的特質。他讀了我寫在筆電上的故事，然後看看四周，接著又轉頭看我，問：「寫關於發生在這個地方的事情，對你有幫助嗎？」

當時我回答不出來，但現在我知道要怎麼回答了。是的，寫關於發生什麼事情的**社會性故事**對我有幫助。因為它們會幫助我認識一群很特別的人——我在這個謝誌裡所列的人、這位男孩和許多我希望有機會遇到但卻不曾碰過面的人。**社會性故事**有機會遇見許多特別的族群，可以跟他們一起工作是我的榮幸。

為了跟自閉症和亞斯伯格症症候群的孩子一起工作，凱蘿・葛瑞在 1991 年時發展出最早的**社會性故事**。二十年來，她基於許多個人經驗和從家長、老師與孩子自己所提供的回饋，修正了撰寫**社會性故事**的指導原則。這些想法和策略經過這些年已漸趨成熟，而**社會性故事**分別被許多學術研究檢視，並發表在科學性的期刊上。因此，毫無疑問地，在教育和治療上使用**社會性故事**符合科學家所謂「實徵性的方法」。**社會性故事**真的是有效，且是可行的！

　　每當我知道凱蘿・葛瑞正在撰寫新的作品時，我就會很期望能讀到她最新的想法──關於自閉症症候群的孩子如何解讀和體驗這個世界。我會將她的想法和策略加入我的臨床工作中，然後再向家長、老師和同事推薦她最新的作品。當我閱讀本書《社會性技巧訓練手冊：給自閉症或亞斯伯格症兒童的 158 個**社會性故事**》（*The New Social Story™ Book*）的手稿時，我心想，「凱蘿，妳又寫了一本很好的資源書！」不僅能改善讀者關於社會性的了解，也能增加他們對自我的認識。凱蘿對於自閉症或亞斯伯格症的世界觀有特殊的了解；而**社會性故事**就是為了這些成員──協助他們改善彼此的了解、溝通和接納。

　　這本書能夠補充凱蘿其它的出版品，並且能提供**社會性故事**的例子，讓需要者可以直接使用而不需要修正，或是可以依據個別孩子的特殊能力和情況來加以調整。我推薦《社會性技巧訓練手冊：給自閉症或亞斯伯格症兒童的 158 個**社會性故事**》給對於自閉症和亞斯伯格症候群還不太了解的家長、老師、治療師或心理師，以及已有很多寫**社會性故事**經驗的人。我常常把這本書當成我的指引資源，激勵我跟亞斯伯格症症候群的孩子一起工作。

　　根據凱蘿跟孩子、家長和老師一起工作的經驗，她了解哪些問題是熱門主題。包括：克服改變、犯錯、特殊情況（例如：參加生日宴會或是搭飛機）、處理和表達情緒。凱蘿非常謹慎地選擇她的用字。本書展現她很好的想法、智慧和才能。書中有些部分常讓我印象深刻，例如：「成人是持續增長年齡的孩子」和「有些禮物會令人失望」的**社會性故事**。我知道患有自閉症症候群的孩

子和成人一樣，都會喜歡和感謝《社會性技巧訓練手冊：給自閉症或亞斯伯格症兒童的 158 個**社會性故事**》書中清楚、完整的解釋以及明智的忠告。

湯尼・阿特吾博士（Tony Attwood, Ph.D.）

如何使用本書

　　我寫這本書時，持續地將您和您所照顧的孩子或青少年（我稱他們為您**故事**的**讀者**）謹記在心。也許，您會用許多不同的方式來使用這些**故事**。它們可以直接從本書中摘出使用，或是可當成您發展所需要故事的架構或模式。在此簡單地介紹您認識本書的資源，以及**社會性故事** 10.1 自學指引。

　　這本書包含了 158 個**社會性故事**，是我為所服務的學生、家長和教育工作者寫的。這些**故事**依照它們的相關主題分別歸納在各章中：用**故事**來學習、改變、錯誤、我和我的感覺、慶祝和禮物、與人互動的技巧和友誼、霸凌、了解成人、家和社區、學校、地球。有些章節聚焦在特別的情境，而其它章節則聚焦在自閉症症候群孩童所面臨最具挑戰性的問題。我盡可能地將父母及教育工作者最常要求的，以及我個人經驗中最能幫助孩子的**故事**涵括在本書中。

　　本書中有些**故事**是設計成一組的、依照順序來使用。例如：「萬能城堡」的**故事**（**故事** 30-38）敘述一個想像的舒服空間。其中的每個**故事**都描述城堡中的一個房間。另外，關於霸凌的**故事**（**故事** 74-82）也是設計成依照順序來閱讀和完成的。

　　您也可以從本書中選擇您所需要的**故事**，然後再依照您服務的**讀者**之需求來製作適合他的**故事**。如果您能在**故事**中加入**讀者**認得的照片或圖片，將會增加您**故事**的有效性（我會在**社會性故事** 10.1 自學指引中進一步加以討論）。您可以依照您的需求在家中使用，或是用來在教室教導一群孩子技巧——這只是其中一、兩個使用的例子。相反地，也請您留心有些學生或孩子會產生圖像式的反應，這可能負面地影響他們對於社會情境或是技巧的了解。他們可能會認為這些**故事**適用於書中圖片上的孩子而不是他們自己。所以，如果您的孩子或學生思考方式非常直接，而且有應用上的困難時，您可能要考慮只用書中**故事**的文字形式，並針對他個人的經驗來加以調整，而不加入圖片的部分。

　　雖然書中大部分的**故事**可能都可以直接拿來使用，有些**故事**在您跟您的**讀者**分享之前需要經過修改。有些**故事**是以假想的主角來寫的（如：崔福、梅森、

福萊特），也包括一些過去事件的描述。您可以以這些**故事**為點子，然後將您的**讀者**所經歷的過去事件來取代**故事**中假想的情節。如果您用第一人稱的觀點來編寫**故事**，就會變成好像是**讀者**在說話，如此個別化的做法，會讓您的**讀者**覺得更有意義。

本書中許多的**故事**是有意地過度描述。它們可能比平常我為所服務的學生寫的**故事**使用了更多的文字或更長的句子。我這樣做的目的是為了提供您更多的想法和可能用的句子，但仍保有**故事**的架構。您需要先看一下這些**故事**，然後決定它是不是適用於您的**讀者**，或是您需要加以改寫。您可以決定是要加以個別化或是用簡短的句子會比較合適。

如果要簡化**故事**，我建議您可以考慮只使用每段的第一個句子，刪除掉每段其餘的部分（這個方式只適用於某些**故事**，因此您需要讀一讀這些**故事**並加以判斷）。每段以單句句型的故事對於年紀比較小的小孩，或是理解能力比較弱的孩子會比較適用（本書的適用對象是發展年齡在 6 至 12 歲的孩子）。其它可能簡化**故事**的做法，包括：將一個長句子變成兩個短句子，或是把一個**故事**變成一個或一個以上的**故事**。

針對您的**讀者**獨特的需求、能力和興趣，無疑地您也有許多要如何寫**故事**的想法。接下來的**社會性故事** 10.1 自學指引是設計來協助您了解寫**社會性故事**的藝術和科學。這些指引不僅能幫助您寫有意義的**社會性故事**，也會讓成人和孩子能享受後續的執行過程。自學指引有如您自己的**社會性故事**工作坊，您可以按照自己的速度來完成。它包括自學指引的簡介、細部描述十個最近才更新的**社會性故事**指標。您將可以為您所服務的對象寫有效的**社會性故事**。我建議您在寫作的過程中常常參考這十個指標作為您的點子和支持。我也鼓勵您參加正式的**社會性故事團隊**訓練，這會讓您更精進您**故事**的寫作，並且有機會跟其他人練習您的技巧。

不論您是新手或是有撰寫**社會性故事**經驗的作者，這本書是設計來支持您繼續地學習。您可能決定要上網進一步研究**社會性故事**，請您謹慎選擇所選擇閱讀的內容。10.1 自學指引中所提到的指標會保障**讀者**的安全。關於**社會性故事**，只有三個網站上的資訊是我所認可的，包括：我自己的網站（CarolGray SocialStories.com）、支持社會性學習和理解的葛瑞中心網站（TheGrayCenter.

org），以及「未來地平線出版社」的網站（FHautism.com）。其它的網站雖然可能會說我有參與他們的工作，但其實不然。請您明確地尋找我的名字 Carol Gray 和**社會性故事**的註冊標記 Social Stories™，以確保您所找到的資訊和故事是依據本書所定義的**社會性故事**。

　　如果您覺得本書對您有所幫助，我歡迎您更進一步地探索它的相關資源。漫畫式對話（Comic Strip Conversations）是用簡單的圖示來向學生描述互動和探索社交事件、觀點和技巧。禁止釣魚（No Fishing Allowed）是個預防同伴間暴力的單位的名稱。這個單位執行關於預防霸凌的策略。我的**團隊**和我也製作了**故事電影**（Storymovies™）DVD。「**故事電影**」是用簡短的電影形式來說明**社會性故事**。每個**故事**都是實地拍攝，並包含實際生活情境中社會性概念和技巧說明的字幕（本書中的**故事**如果有搭配的**故事電影**，該**故事**號碼旁邊會有一個開麥拉的圖示🎬）。

　　感謝您對於**社會性故事**的興趣。我很高興這本書能有機會到您的手中。希望您探索這些**故事**時充滿了趣味，並完成自學指引。我真誠地希望當您需要支持時，這些資源能像老朋友一樣對您有所幫助，並且成為您藏書中有價值的成員。祝福您和您的**讀者**。

目錄
CONTENTS

第 11 章　地球

社會性故事
10.1 自學指引

社會性故事
10.1 自學指引簡介

　　歡迎來到**社會性故事** 10.1 自學指引！這章是根據目前 10.1 的要點來向您介紹如何書寫**社會性故事**。您會學習到基本的技巧來為您所關心的對象書寫**社會性故事**。如您所知，本書中的**社會性故事**是為了患有自閉症症候群（ASD）的學生而寫的。這些**故事**也會幫助您。我會在每個自學指引中經常提到它們。

　　社會性故事是根據十個經過定義的指標來描述一個情境、技巧或是概念。這些要點指引**故事**的發展，以確保**故事**整體能充滿耐心、支持性的素質，以及**故事**的語調和相關內容的陳述對**讀者**來說是描述性的、有意義的，而且在身體上、社交上和情緒上都是安全的。這些指標定義了**社會性故事**是什麼，而過程則是去研究、書寫和說明它。

　　在本章中，這些指標以一系列十個自學指引來加以討論和說明。請您按照順序研讀。每個自學指引的開頭是以楷體字簡單的定義該指標，接著是簡短的討論、練習活動和答案，以及結尾的說明。每個練習活動之後都會立刻討論答案。因此，請先完成練習活動再往下研讀。另外，閱讀每個自學指引的結語也很重要。它們絕非簡單的摘要。如標題所示，它們是結尾的說明，也可能涵括了之前沒有提到的一些資訊，或是建議一個額外的練習。最後，建議您不需要一口氣完成所有的自學指引。事實上，我比較建議您將這些自學指引分散在不同的時段裡研讀，也許每天晚上完成一個自學指引就好了。

10.1 指標中的標題是為了讓它們容易記憶。這樣**作者**就可以著手發展**社會性故事**，而不需要每次都翻閱這本書了。

10.1 的指標是：

1. 一個中心目標
2. 兩個步驟的探索
3. 三個部分和一個標題
4. 適合**讀者**的「格式」
5. 五個定義語氣和語彙的要素
6. 六個引導**故事**發展的問題
7. 七種句型
8. 七加一：七種句型和一個公式
9. 就是要把它變成適合自己的
10. 十個編輯和執行的指引

請您完成每個自學指引，並試著默寫出您已完成的指標標題。在接下來的章節中，偶爾我也會提醒您這麼做。我有信心，當您完成這十個指標的自學指引之後，您就能夠記住它們。

社會性故事字彙

首先，很重要的是要建立一些關於**社會性故事**的基本字彙。這些字彙是為了要節省時間，讓**作者**（當然是您嘍！）能有效率地專心於手邊的工作。

- **作者**：**作者**就是您，研究和發展**社會性故事**的人。**作者**也可能是別人或者是由家長和專業人員組成的團隊。**作者**依循這十個指標來定義每個**社會性故事**和創造它的過程。由於**作者**的特殊技巧，**作者**將會以粗體來標示。

- **讀者**：**作者**為特別的**讀者**而寫作。**讀者**大多數是某一位孩子、青少年或是患有自閉症症候群的成人。每個**社會性故事**的發展都會考慮一些個別的因素，例如：**讀者**的年齡、性別、能力、個性、偏好或興趣等。跟**社會性故事**有關的**讀者**，也會以粗體呈現。

- **社會性故事**：**社會性故事**的定義出現在本簡介中的第二段。任何時候，**社會性故事**這個名詞以粗體出現時，代表這個**社會性故事**符合所有**社會性故事**目前 10.1 的指標。如果社會性故事並沒有以粗體出現，可能其並不符合**社會性故事**的指標。在自學指引中所提到的**社會性故事**指的可能是**社會性故事**或**社會性文章**。**社會性文章**比社會性故事更為進階，常是為年紀比較大一點或是在學術上更為進階的學生所寫的。**社會性文章**也需要符合**社會性故事**相同的指標。

- **故事**：任何時候，**故事**這個名詞以粗體出現時，它就代表**社會性故事**，並且符合目前 10.1 的所有指標。它是**社會性故事**的精簡名詞。相似地，如果故事沒有以粗體出現，就代表它可能並不符合**社會性故事**的指標。

- **團隊**：**團隊**包括家長和所有為某位患有自閉症症候群人士服務的專業人員。因為這群人員的特殊性質和他們所面臨和需要解決的獨特問題，所以**團隊**這個名詞也總是以粗體出現。

練習活動

您可能已經有讀、寫、聽、看或用過**社會性故事**的經驗。我為您寫個簡短的練習：這是個**社會性故事**嗎？請先完成這個練習活動，然後再繼續閱讀。

> ### 簡介　練習活動：這是個**社會性故事**嗎？
>
> 說明：請閱讀下列的故事，並判斷這是個**社會性故事**嗎？　□是　□不是
>
> 　　許多人寫**社會性故事**。您可能也想要學習寫**社會性故事**。然後，您就可以為班上的學生寫**故事**了。同時，您也會覺得很有趣。
>
> 　　您可以使用本章中的自學指引來學習這十個指標，這些指標是使得**社會性故事**和其它的視覺策略不太一樣的地方。您可依照自己的速度來進行每個自學指引。希望您會覺得這個過程是輕鬆、好玩的！

答案　上面的故事並不是個**社會性故事**。它與我們的十個指標有不相符合的地方，以下是其中三個不符合之處：

- 每個**社會性故事**都有個標題代表這個**故事**相關的主題。此外，**社會性故事**使用完整的故事架構，包括：引言、內文和結語三個部分。上述的故事並沒有標題，而且故事中的引言、內文和結語部分並沒有很清楚的劃分。

- **社會性故事**包含第一和／或第三人稱的陳述，並不會出現第二人稱的陳述或是你／您的語句。這個故事中有好幾個句子都是用第二人稱的方式陳述。

- **社會性故事**是精確而非假設性的。因此，像是「同時，您也會覺得很有趣」並不會出現在**社會性故事**中。故事中的句子假設了**讀者**可能會擁有的經驗；它是個猜測，可能是真的，也可能不是。

　　這些都是常常出現的錯誤。在我的工作中，我常常看到許多人們稱之為**社會性故事**的，但卻與**社會性故事**的指標有所出入或是完全不管這些指標。**社會性故事**常被不小心地使用在為自閉症症候群患者寫的一些東西上面，因而造成許多錯誤的訊息，嚴重地影響了**社會性故事**這項重要工具的

品質與安全。

　　請您隨機地選擇一些本書中的**故事**來「感受」一下什麼是**社會性故事**。當您閱讀它們，請注意它的標題、引言、內文和結語；這些**故事**中沒有以第二人稱出現的語句，還有，每個**故事**整體來說都充滿著耐心的語氣和素質。本書中的**故事**也具有一些其它共同的特質，我們將在接下來的十個指標中討論這些共同的特質。

結語

　　我個人非常感謝您花時間來進一步了解**社會性故事**。因為您的行動，可以幫助我們保護這項重要教育介入方式的品質和完整性。我誠心地感謝您的努力。相對地，我也會盡我可能地支持您研究和撰寫**社會性故事**。

指標 1
一個中心目標

定義

　　社會性故事有個中心的目標，就是使用一個描述性而且有意義的過程、形式、語調和內容來分享正確的資訊，在身體上、社交上和情緒上對於**讀者**來說都是安全的。每個**社會性故事**整體來說，都會以耐心和令人覺得安心的語氣來呈現。

練習活動

　　不同於其它的自學指引，這個指引以練習活動開始。請先完成下面的練習活動，然後再閱讀答案，以及接下來的內容。

指標 1 練習活動：一個中心目標

說明：請重新閱讀本指引開頭關於目標的定義，然後再回答下面的問題。

請問：**社會性故事**的目標是要讓**讀者**進行**作者**或**團隊**想要他／她做的事情嗎？

請打勾回答：　　□是　□不是

答案 對**社會性故事**目標最常見的誤解，是希望能藉由**社會性故事**來改變**讀者**的行為。這從來就不是我們的目標。**社會性故事**的目標是以安全且有意義的方式跟**讀者**分享正確的資訊。我們需要承認的是，通常也是經由某個行為而引發我們對某項特別的概念、技巧或情況之注意。然而，如果我們的目標只是要改變行為，我們會比較聚焦於「告訴孩子怎麼做」。在大多數的情況裡，**讀者**已經被告知很多次要怎麼做了。我們比較希望能聚焦在造成挫折感或是錯誤資訊背後的原因。**作者**努力去確認和分享資訊，以支持**讀者**做出更有效的回應。我們的理論是：**社會性故事**之所以常常能改善**讀者**的行為，那是因為我們改變及改善了**讀者**對於某些事件和期望的理解。

討論

不論是什麼主題，每個**社會性故事**都由衷地尊重該**故事**的**讀者**。請閱讀本書的**故事** 98：「為什麼人們要泡澡或淋浴？」這是許多家長和專業人員在協助他們所照顧的孩子、青少年或是成人們了解個人衛生的重要時，常會遇到的困難。這個**故事**在陳述主題、選用詞彙時都非常小心。以第三人稱、不指責該**故事讀者**的方式，描述洗澡對一般人的重要性。另外，**故事**也加入了歷史的事實和一點小幽默，讓內容有趣、好玩。在書中其它的**故事**也運用類似的策略，用尊重、有意義且安全的方式來分享正確的資訊。

一個**故事**所營造關於身體、社交和情緒的安全氛圍是**作者**的首要考量。所謂的身體安全，可用下面的例子來說明：一位母親為她的兒子海瑞森寫了關於到海邊游泳的故事。故事裡她放了張海瑞森在水裡的照片。照片裡沒有其他人。當他們拍這張照片時，爸爸就在孩子的旁邊，雖然他並沒有出現在照片裡。從海瑞森的觀點來詮釋這張照片，就好像給了他一個人獨自游泳的許可。我們會在稍後的篇幅中討論，**社會性故事**的**作者**需要寫出從字面上讀起來和圖示上看起來都呈現正確資訊的**社會性故事**。這會讓我們要傳達的訊息更清楚、更有意義。就像海瑞森游泳的故事，字面上和圖

片上所傳達的訊息對於他身體的安全都同樣重要。

社交安全也很重要。巴尼斯太太是國小一年級的老師,她為班上 6 歲的亞當寫了個故事。在故事中她描述了這個班級:「在這裡我們都是朋友。朋友會跟朋友合作。」亞當讀了老師寫的這個故事之後,就下課了。兩個班上的「朋友」接近他,要他脫下褲子。從他之前讀到老師寫的故事資訊中,這兩個同學是朋友,朋友會跟朋友合作。所以亞當做了他們所要求的事情。但是他也非常困惑,為什麼那兩位同學會轉身大笑走開呢?老師所寫的故事中的資訊並不正確。班上的同學並不都是朋友。巴尼斯太太所寫的故事在社交上並不是安全的。

從我過去的經驗中,**作者**最常犯的錯誤是:出現在故事中的陳述方式有危害情緒安全的可能性。以下是一些例子:「我常常打斷別人說話」、「有時候我會打別人」,和「別人跟我說話時我常常不聽,這是很沒有禮貌的」。我將在指標 5 中進一步討論,在**社會性故事**中自貶或是負面地影射**讀者**都是不被允許的。這樣的語彙直接損傷**讀者**的自信,並無法提供**讀者**任何能改變他原先想法的資訊,也不能因此改變他因為原先的理解方式所造成的行為。此外,使用**讀者**第一人稱的方式來自貶地說自己的負面行為,這是對**讀者**非常不尊重的做法。

結語

社會性故事的中心目標是支持每個**社會性故事**,也是其它九個指標的代表。指標 2、3、4 牽涉到以健全、具建構性的**故事**內容和有意義的架構進行研究、發展和執行的過程。指標 5 定義每個**故事**的語氣和氛圍,與**社會性故事**充滿耐心和令人安心的特質有關。指標 6、7、8 跟每個**社會性故事**描述性的品質有關。讓**社會性故事**對**讀者**而言具有意義,是**社會性故事**很重要的一個特質,因此,指標 9 強調將**讀者**的興趣考量進來。最後,指標 10 讓小心研究和發展每個**社會性故事**的過程能反映到執行層面。在接下來的自學指引中,我將進一步說明每個指標。

指標 2
兩個步驟的探索

定義

作者除了心中謹記著社會性故事的中心目標之外，也會蒐集相關的資訊，以便於：(1)增進他們對讀者在相關情境、技巧或是概念方面的了解；和／或者(2)確認在故事中需要分享的特殊主題或資訊。

討論

社會性故事是值得它的讀者信任的文件。為了達到這個目標，作者需要完成兩個步驟。首先，他們需要蒐集正確的資料（有時在蒐集資料的過程中，作者會發現解決之道，就不需要社會性故事了）。接下來，他們需要確認故事中所需要分享的主題和呈現資訊的種類和形式。

不幸的是，這個指標常常被忽略或不受到重視。許多作者不了解這個指標是能讓他們的故事切中問題的核心、發揮效用的關鍵。此外，這個指標也具有骨牌效應，從一個社會性故事在起草階段就開始影響它的品質，也對其它指標有直接的影響。

蒐集資訊

原先我寫**社會性故事**的理由，是因為罹患自閉症症候群的孩子或成人可能常常會用不同於一般人的觀點詮釋社交情境中的事件，目前這個觀點也受到許多研究的支持。因此，**作者**需要捨棄許多先入為主的、關於**讀者**學習形式、能力、興趣和挑戰以及以上這些因素共同影響**讀者**對於社交了解的假設。換言之，**作者**需要試著從**讀者**的觀點來了解這個事件可能看起來、感覺起來或者聽起來的樣子，或者**讀者**對於某個概念可能會如何加以詮釋。

確認一個特殊主題之前，很重要的是先蒐集資訊。在**故事**發展的初期不成熟地決定一個主題，可能會限制後續資料的蒐集。因此，**作者**可以先從一般的情況或相關主題範圍開始著手，等發掘出**故事**所需的特殊主題之後，再將**故事**聚焦於此。按照這個順序進行，先蒐集資訊，再確認特殊主題或標題可以節省**作者**的時間，也可以減少**讀者**的挫敗感。

團隊是很重要的資訊來源。**作者**需要跟所有**團隊**成員討論標的之情況、概念或是技巧。每位**團隊**成員都可能具有不同但值得重視的專業和觀點。在著手發展**故事**的初期，最好就能邀請**團隊**成員參與，這樣大家都能對事情的進展有相近的了解，以避免不同成員重複做相同的事情。通常會由**作者**獨立來寫**故事**，然後等**故事**的草稿完成之後、在實際實行之前，再次諮詢**團隊**成員，請他們提供回饋。

至少需要兩次的觀察。第一次是從旁觀者的觀點（有點像停在牆上的蒼蠅）來蒐集相關的資訊和訊息，以協助界定情況或概念。第二次是**作者**參與在情境中（以當事者的身分參與），但仍試著從**讀者**的認知和觀點來考量**讀者**在情境中可能的體驗。

在蒐集資訊的過程中常會發掘出主題。我們認為發掘的主題會比創造新的主題好。當一個主題被「發掘」出來，通常那些會讓**讀者**感到困惑、接收到錯誤資訊，或者是覺得受到挑戰的根源問題就已經很明顯了。相對

地，創造出來的主題常是由所蒐集的資訊來加以猜測。有時候當**作者**沒有辦法從蒐集的資訊發掘出主題時，也只好基於所蒐集到的資訊來創造一個相關的主題。我用下面的例子來說明，為什麼發掘的主題會是我們比較喜歡的主題。

安祖是一年級克拉克老師班上的學生，數學對他來說是比較困難的科目。但上課時，他只舉過一次手請求協助。我是他巡迴輔導的特教老師，我很好奇為什麼安祖會放棄舉手請求協助呢？我決定要試著跟安祖一起畫張圖來進一步了解狀況。我們畫「如果安祖舉手會發生什麼事情呢？」當我們畫畫的時候，安祖說：「我再也不要舉手了，我的老師根本不知道任何跟數學有關的事情。」我問他為什麼他會這麼覺得呢？「上次我舉手，克拉克老師走過來問我：『安祖，第一個數字是什麼？』克拉克老師連數字都不知道！」**故事**的主題已經清楚地呈現了！我為安祖寫了兩個**故事**。一個是描述他的老師知道些什麼，其中也包括老師畢業證書之影本和已經完成的一年級數學作業之影本。第二個**故事**解釋為什麼老師要問一些他們已經知道答案的問題。讀完這兩個**故事**之後，安祖開始在遇到數學困難時會舉手了。老實說，基於我個人的經驗，發掘出來的主題真的比較能貼近**讀者**的需求，讓**作者**比較省力，也會有比較立即和正向的效果。

最後，關於主題有項重要的要點要提醒您：每則**社會性故事**中必須有50%是讚賞**讀者**做得很好的部分。本書中，**故事** 66：「說：『不好意思！借過一下！』幫助我通過人很多的地方」，就是個例子。理由很簡單，**社會性故事**對於教導新的概念和技巧很有幫助，它對於增加讚美的細節和意義也同樣有效。這也是增加**讀者**自信的好方式！這十個指標都可以像應用到其它蒐集資訊的**故事**一般，也可以應用到給予讚美的**故事**中。如果**作者**只針對受到挑戰的情境、概念或技巧來寫**故事**，他們便忽略了寫作過程中很重要且必需的一部分。他們所寫的並不是**社會性故事**。

社會性故事資訊的種類

　　有三種**社會性故事**的資訊：訊息、思考訊息的方式，以及相關的連結和應用。這三者之間也有重複之處。在著手寫**社會性故事**時需要對這三種資訊加以區分，因為每一種在**社會性故事**中都有其特殊的焦點和角色。

　　訊息是客觀的資訊，針對標的之情境、概念或技巧加以描述。訊息通常介紹一個**故事**的主題和運用文字來描述相關的線索。例如，一個受邀請去參加生日宴會的**社會性故事**，可能會這樣開始：「我收到安潔拉生日宴會的邀請函。她快要過6歲的生日了。」稍後，我們會談到描述性的句型。它們是客觀的語句，比較事實導向，不做假設。描述性的語句是描述訊息最適用的句型。

　　思考訊息的方式是描述該如何有效地消化訊息，包括：認知處理、問題解決、和／或處理衝突的策略。繼續前面所提到受邀參加生日宴會的例子，思考訊息的方式是回想過去相關的經驗。「我試著回想參加過的生日宴會，來猜想在安潔拉的生日宴會裡會吃些什麼和做些什麼？去年，我參加崔西的宴會時，我們一起玩遊戲和吃蛋糕。」藉由回想過去的經驗，這類的訊息也可以陳述一些策略來幫助學生放鬆、保持自我控制和有效地努力通過挑戰。

　　連結和應用是描述過去、現在和未來經驗和學習之間的關係。關於生日宴會**故事**的結語，常會引導學生經由過去的經驗來「合理地」推測在安潔拉的生日宴會會發生什麼事情：「生日宴會裡常常都會有個生日蛋糕。在安潔拉的生日宴會中，可能會有＿＿＿＿＿＿＿＿。通常在生日宴會也會玩遊戲，所以在安潔拉的生日宴會中，也可能會玩＿＿＿＿＿＿。」為了幫助**讀者**建立連結和應用某個**社會性故事**，**作者**常會問，「**讀者**過去有哪些經驗跟目前所要經歷的有類似之處？過去的經驗可以如何幫助目前的事件和未來的應用呢？」一旦過去、現在和未來連上線，連結和應用就開始運作了。

練習活動

指標 2 練習活動：兩個步驟的探索

說明：請閱讀下面三個陳述，然後圈選它們是哪種資訊種類：訊息、思考訊息的方式，或是連結和應用？（此為單選題。）

1. 3月9日星期二下午預定有個集會。
  □訊息　□思考訊息的方式　□連結和應用

2. 上週一，馬可挑選餐廳。今天我可以挑餐廳，下週一輪到凱蘿選餐廳。
  □訊息　□思考訊息的方式　□連結和應用

3. 有些小孩可以藉由深呼吸讓自己比較放鬆。我也可以試試看做個深呼吸來放鬆自己。
  □訊息　□思考訊息的方式　□連結和應用

答案　這個練習代表每一種訊息的種類。「3月9日星期二下午預定有個集會」是個正確的消息宣告。「預定」的意思是雖然是事前安排好的，但也可能會因為無法預知的事情而有所變化。這就是訊息，而且它是正確的。關於星期一的餐廳，過去（上週一）、現在（這週一）、未來（下週一）排在一起，展現在不同時間點上相關的連結。所以它所展現的是連結和應用。最後的句子描述放鬆的策略。它很小心地提到這個技巧對某些孩子是有效的，在不妨礙正確性的情況下暗示可能對**讀者**也會有效。以資訊來說，這是思考訊息的方式。

結語

　　兩個步驟的探索是歡迎**社會性故事**新使用者的一個指標。訊息是它的使命。它反映出在決定主題前蒐集資訊的重要，也提醒我們不同的訊息種類對**故事**的品質有不同的貢獻。回溯到**社會性故事**中心目標所強調的，具有意義和保持安全。兩個步驟的探索確保**作者**努力維持如同新聞播報者的語氣，來幫助我們在第一時間就把**故事**往正確的方向發展。

指標 3
三個部分和一個標題

定義

社會性故事要有標題、清楚說明主題的引言、增加細節的內文，以及強調和摘要資訊的結語。

討論

和所有好的故事一樣，**社會性故事**也奠基於健全的架構和組織上。每個**社會性故事**都有個標題和引言、內文和結語。了解**社會性故事**之目的和它**讀者**的特殊性，這些「故事的基本元素」就變得很重要。您可以從本書中選擇兩、三個**故事**看一下，留意每個**故事**如何包含這些故事的重要元素。

寫作時把這三個部分放在心裡，可以幫助**作者**有效率地介紹（引言）、描述（內文）和強調（結語）一個**社會性故事**中最重要的概念。引言包括清楚的主題句，例如：「如果我弄丟玩具，人們可以幫助我。」有時候**作者**在介紹主題前，可以先用個句子來吸引**讀者**的注意力，就像「我的名字是傑洛米」。內文緊接在引言之後。它進一步陳述和／或說明，例如：「爸爸、媽媽知道怎麼找我的玩具。我們會試著想和尋找。」而結語常常會引導**讀者**回到**故事**開頭所提到的概念、情況或所想完成的事情。它會重述這個**故事**之目的，「人們可以幫助我找玩具。」不論**故事**的複雜度或是長度，

引言、內文和結語合起來引導著**社會性故事**的發展。

除了將**作者**的思維加以組織並排序之外，標題、引言、內文和結語所提供的架構也可以讓**讀者**得到清楚的資訊。對一般發展的孩童而言，標題和引言首先可以讓他們了解這個故事是關於什麼主題，也可以讓他們了解接下來的細節將會以何種架構（內文）提供。當故事接近結束的時候，重要的細節會再次被強調。**社會性故事**也有類似的架構，只有一個地方不太一樣。**社會性故事**的讀者本身難以擷取概念、了解事情的先後順序、抓到事情的重點、觀察到大局或是應用他們過去的經驗。這樣的特質使得每個**故事**都需要有非常清楚的架構。

練習活動

> **指標 3 練習活動：三個部分和一個標題**
>
> 說明：請用指標 3 來完成下面的句子：
>
> 一則**社會性故事**必須至少有＿＿＿＿＿＿句子。

答案 為了要有清楚、有意義的引言、內文和結語，一個**社會性故事**至少需要三個句子。標題當然不包括在這三個句子內，要另外算囉！

結語

請您先停下來，試著回想前面三個指標是哪三個？它們是：一個中心目標、兩個步驟的探索、三個部分和一個標題。到此為止，我們已經討論過什麼是**社會性故事**的中心目標以及兩個步驟的探索。我們也討論過故事的基本架構和為什麼每個**社會性故事**需要包含這三個部分和一個標題。接下來我們要談談第四個指標：適合**讀者**的「格式」。

指標 **4**

適合**讀者**的「格式」

定義

　　社會性故事有個格式可以提升**故事**的意義，並且讓**讀者**更清楚地了解內容。

討論

　　社會性故事中「格式」（format）一詞代表著，以有組織且個別化的方式來呈現圖文。有一些方式可以針對**讀者**的個別需求來呈現圖和文。有一些個別化的要素可以考慮，包括：**故事**的長短、句子結構、詞彙、字體大小和圖、文的編排。每個**社會性故事**的藝術和科學就在於其所選擇的格式要素，對於**讀者**而言都是有意義的。換句話說，格式是從對**讀者**的了解所發展出來的，所以它能幫助**讀者**了解**故事**所想傳達的訊息。

年齡和能力

　　讀者的年齡和能力是格式的中心考量。對於年幼的**讀者**來說，閱讀每一頁所需花費的時間要很短，也就是整個**故事**需要非常簡潔。通常針對年幼**讀者**的**社會性故事**將會包含 3～12 個短句子（通常會建議每個句子不要

再以逗點分開成兩個或更多個短句）。這個考量和該年齡層一天中所進行的許多活動或互動的時間考量是相似的。越短的**故事**越不容易寫。**作者**一方面需要考量說明主題須包含相關目標，又同時要讓**故事**簡短。一個好方法是先把所有的事情都寫下來，然後再來修編文字到所需要的長度。有時候一個主題不可能以一則**社會性故事**來完成。為了能說明主題，同時能尊重孩子注意力所能維持的時間長短，可以將訊息分成兩則或更多則短的**故事**。這樣的做法亦稱為**社會性故事組**，這樣的格式限制每個故事的長度，但同時也讓每則**故事**包含重要的細節和連結的概念。

長一點的**故事**常常適合年紀比較大一點或是能力比較好一點的**讀者**。這些**故事**包含 12 句或更多的句子，也可以延展成**社會性文章**。隨著孩子年齡和技巧的增長，相對地，它們常涉及的主題也需要更多的時間和篇幅解釋細節，因此需要更多的彈性來撰寫。在這樣的情況下，「25 字或更少字數」的限制可能不適合，優先考量的是如何能完整地說明主題。

重複、節奏、押韻

重複、節奏、押韻是可以讓**讀者**進入例行的流程或是可預期活動的好方法。這些要素可以抓住**讀者**的注意力，同時將熟悉的元素加入新的或是比較難的主題中。為了這些理由，許多**社會性故事**會運用具有節奏和重複的句型，例如：「在戶外，我可以玩盪鞦韆，我可以玩溜滑梯，我可以玩爬竿，我也可以玩其它的東西。」押韻雖然可以扮演相當重要的角色，但有時候會在**故事**發展中被忽略。也許不需要整篇**故事**都押韻，只要單一個想法或點子使用押韻這個元素就可以了。例如：「我可以覺得生氣，但更重要的是我做了和說了什麼！」〔譯者註：這句話在英文中是有押韻的。Feeling angry is okay. It's important what I do and say.〕雖然**故事**中加入重複、節奏、押韻的句型或字可能可以增加一些好處，但也需要考量**讀者**的個別偏好。有些**讀者**可能認為重複、節奏、押韻有點幼稚而覺得受到侮辱。這提醒我們回到一個最重要的規則：絕不冒侮辱**讀者**的風險。

圖示

　　在許多**社會性故事**中，圖示扮演了非常重要的角色。圖示在此意指支持文字意義所使用的視覺藝術。圖示可以選用但不侷限於實際的物體、照片、影片、圖畫、投影片、數字、圖表。圖示可以凸顯和摘要資訊、抓住**讀者**的興趣，和增加**讀者**對於文字說明的理解。

　　但是**作者**在使用圖示搭配文字時也需要小心。避免使用任何可能混淆或是誤導**讀者**的圖示。如果**讀者**常常照著文字表面的意思來解讀，他也可能如此解讀**故事**中的圖示。例如：湯瑪斯有個關於上廁所的**故事**。**故事**中有許多顏色漂亮和充滿細節的照片。插圖中的男孩穿著黃色的上衣和藍色的褲子。圖中的廁所有著兩個對稱的小窗戶。湯瑪斯放心地認為只有在他穿黃色上衣並且在有兩個對稱小窗戶的廁所時，他才會被要求去上廁所。您可以聯想到當他在沒有這些元素的情況下被要求去上廁所時，他會有多沮喪。並不是所有的**讀者**都會像湯瑪斯這樣照著圖片所呈現的樣貌來詮釋。但對湯瑪斯而言，減少彩色圖片或是有過多細節圖片的使用，可以減低他發生像上述誤解的情況。

　　也常有人用照片來作為**社會性故事**的圖示。照片的好處是：(1)非常精確；(2)可以補足使用簡單線條圖畫在溝通上不足之處；(3)在使用數位相機的情況下，拍照和印照片是件快速且容易的事情。有些**讀者**可能會對照片內過多的細節給予不相關的意義。照片最好能在主題清楚且背景沒有互相衝突細節的情況下來使用。黑白照片可能比彩色照片更有幫助，因為黑白照片包含相關主題的細節，且盡量減少了其它像是色彩的干擾。此外，把照片中重要細節的部分圈起來，也可以幫助**讀者**注意插圖中最重要的部分。

　　有些因素可以用來決定**社會性故事**圖示的選擇。類似於選擇適當的文字，選擇跟孩子能力和興趣相符的圖示也同樣重要。例如：

1. **讀者**需要具備解讀這類圖示的先備技巧嗎？

2. **讀者**可以了解簡單圖畫所代表的意義嗎？

3. 圖表會不會使得文字的內容顯得更深奧？**讀者**能了解其意義嗎？

4. **讀者**過去曾顯示過對這類圖示的興趣嗎？

5. 這種圖示的方式過去曾引起孩子的注意嗎？

6. 合併兩種或以上的圖示形式會更適合這位**讀者**嗎？

　　考慮以上的問題，並了解有幾種可能的圖示方式，可以幫助**作者**選擇更能協助**讀者**的圖示方式。

練習活動

指標 4 練習活動：適合讀者的「格式」

1. 閱讀第 3 章的**故事** 17：「在愉快的日子裡也可能犯錯嗎？」這個**故事**的格式包含幽默和節奏的元素。考慮這個**故事**的主題，為什麼這些元素是重要的呢？

_____

_____

2. 請您從本書中找尋對於**讀者**可能是重要的主題。請您先不管目前本書中所用的圖示形式，想想看如果針對您的**讀者**，您會用哪種圖示的形式呢？

_____

_____

答案　對許多人來說，有效地接受和回應改變是件困難的事情，面對改變對於多數罹患自閉症症候群的患者來說更是如此。為了這個理由，「在

愉快的日子裡也可能犯錯嗎？」這個**故事**的格式包含幽默、節奏、押韻的元素，讓這個主題以可預期的格式來呈現。

結語

如果以美國領土來比喻**社會性故事**的十個指標，指標 4 有如美國領土中的阿拉斯加。這個指標所佔的分量相當大，**作者**可以運用各種可能的撰寫格式和變化，以便更有效地協助**讀者**了解資訊。具有創造力的**作者**會發現，當他們試著將新的主題轉變成有意義的形式呈現給**讀者**時，雖然需要符合**社會性故事**十個指標的要求，但撰寫**社會性故事**提供無限的可能性。最好的**作者**能了解這個可能性，並且能在每次的撰寫中發掘一些新的寫作方式。

指標 **5**
五個定義語氣和語彙的要素

定義

社會性故事以充滿耐心及支持性的語氣和語彙呈現，是由下面五個要素來界定的。這些要素為：

1. 以第一或第三人稱的觀點來敘述
2. 正向且具有耐心的語氣
3. 過去、現在、未來式
4. 精確的字面陳述
5. 精確的語彙

討論

前一個自學指引，指標 4 聚焦於如何製作適合**讀者**的**社會性故事**，包括圖和文的編排。指標 5 接續指標 4，列出關於**故事**中使用的語氣和語彙所應考量的另外五個要素。這五個要素會讓**社會性故事**不同於其它類似的視覺策略或社會性腳本，以確保**社會性故事**的品質及充滿耐心的特質。

以第一或第三人稱的觀點來敘述（First- or Third-Person Perspective Statements）

在撰寫**故事**之前，先選擇一個有效的觀點分享訊息，在**社會性故事**發展的過程中是很重要的。有幾個因素會影響這個決定，也決定**社會性故事**最終所呈現的語氣。

許多**社會性故事**是以第一人稱的語氣來寫，就好像**讀者**正在描述某個情況、事件或是概念。這是以**讀者**的優勢觀點來呈現資訊。這樣的呈現方式增加**作者**的責任。**作者**需要非常小心，才能避免不經意地讓**讀者**說出不是他想說的話，例如：「我將會喜歡下課」是**作者**自己所做的假設，也有可能並不正確，因此並不適合在**社會性故事**中出現。雖然**社會性故事**是以第一人稱的語氣撰寫，但極有可能在陳述中同時包含了第一和第三人稱的語句。

社會性故事可能以第三人稱的語氣來撰寫，類似報紙上的文章。這些**故事**我們稱為**社會性文章**，可能會借用報紙的格式，運用專欄、進階的語彙，和／或書報文章中常見的字體等，以減少任何比較幼稚或具侮辱性質文字的出現。**社會性文章**常是為比較進階的**讀者**而發展的。

正向且具有耐心的語氣（Positive and Patient Tone）

社會性故事使用正向的語言。這在描述行為時是非常重要的，特別是針對一般性或是我們希望出現的行為。一位自閉症症候群患者非常可能比他一般發展的同伴更常被糾正、挑戰或是引導重新調整。因此，**作者**需要清楚地陳述在某些情況中應該要如何地回應，以及要這樣回應的理由。

社會性故事維護**讀者**的自尊。像這樣的句子：「我有困難聽我的老師說話」或是「有時候我生氣了，我會打人」，並沒有提供有用的資訊。**社**

會性故事的作者絕不使用第一人稱的語氣來說自己負面的行為。作者可以用一般性的說法來描述某個負面的行為，而不特定指出讀者所出現的負面行為。此外，關於訊息也包含如何學習更有效地回應。例如：作者可以寫，「所有的小孩有時會有困難不去打斷別人的話。隨著練習，他們學習什麼時候輪到他們說話，什麼時候他們需要聽別人說話。」雖然是注意負面的行為，但這樣的陳述方式維持正向的語氣。建立和維護讀者對自己正面的評價，對於接下來跟讀者分享新的社會性資訊會有所幫助。

過去、現在、未來式 (Past, Present, and/or Future Tense)

人們常會用過去的經驗來建立自我意識、解決問題和期待可能到來的結果。在本書第 1 章中，「用故事來學習」描述讀者過去的三個正向經驗，以顯示怎麼用故事學習。過去的經驗對問題解決也很重要，過去的解決方式也可能協助解決目前所碰到的挑戰。

最後，歷史也可能重複。過去幫助我們預測可能發生的未來，對於紓解焦慮和準備面對接下來的工作或活動也很重要。基於這些理由，作者在社會性故事中可能會提到過去的相關經驗、現在發生的事情，和未來可能會發生的事情。

精確的字面陳述 (Literal Accuracy)

作者需要精確地選擇字、詞或是句子，而且即使讀者單純地從字面上的意思來解釋這些字、詞或句子，也能精確地傳達作者的意思。許多自閉症症候群患者常從字面上的意思來解讀，並不主動進一步地思考這些字、句在社交上的意義。因此，社會性故事需要盡可能地使用最清楚的語言，讓字面上的意義和隱藏的語意之間並沒有不同之處。如果從字面上解釋會使字或詞的意義改變時，社會性故事通常就不使用這些字詞。只有在使用

比喻和隱喻時才有例外，在**社會性故事**中，只有在比喻或隱喻對特定**讀者**而言是有意義時才使用。除了比喻和隱喻之外，**社會性故事**都非常精確且清楚地描述它的主題。

●．° 精確的語彙（Accurate Vocabulary）

作者盡可能使用最精確、最常使用的語彙。在**社會性故事**中，精確的語彙指的是最能有效傳達**作者**想要表達意思的字詞。兩個考量的要點：首先是使用正向的語言，盡可能選用正向的動詞。例如：**作者**會偏好用「在走廊上我會用走的」，而不用「在走廊上我會試著不奔跑」。其次，請注意動詞最容易造成微妙但重大的變化。例如：「爸爸將從店裡帶牛奶回來」和「爸爸將從店裡買牛奶回來」之間可能造成的差別。帶回也可能是偷，所以我們要用的是爸爸買牛奶回來！

一位**讀者**可能會對某些特別的字詞顯示很強烈的情緒反應。例如：改變、新或是不同常常容易讓**讀者**聯想到負面的情境，造成**讀者**覺得不舒服或是不安。使用替代字彙可以幫助**讀者**放鬆和聚焦在手邊的主題上。例如，我們可以用另一個來取代新。雖然使用替代字彙是我們可能考慮的一個選項，但並不是所有**讀者**都需要它。

●．° 練習活動

指標 5 包括以下幾個寫作考量：

1. 使用第一和／或第三人稱的語句（省掉所有第二人稱的語句）。
2. 不論主題為何，維持整體正向且充滿耐心的語氣。
3. 考慮現在式訊息的潛在價值，以及連結過去經驗和未來應用，可以提升意義、建立自信和／或支持一般性的應用。
4. 字面上的精確，可以協助確保意義的精確性。

5. 選擇對**讀者**而言最精確和舒服的語彙。

要完成下列的練習活動，需要同時考量上述的因素，來決定在**社會性故事**中什麼樣的句子是 OK 的，什麼樣的句子是絕不會被使用的。

指標 5 練習活動：五個定義語氣和語彙的要素

說明：下面哪些句子會被用在**社會性故事**中？打○代表是會在**社會性故事**中使用的句子，打×表示絕不會在**社會性故事**中用到的句子。

1. ＿＿＿我不應該在家裡跑。
2. ＿＿＿我會把顏料留在紙上。
3. ＿＿＿你將會覺得下課很好玩。
4. ＿＿＿獸醫了解很多關於狗、貓和其它動物的事情。
5. ＿＿＿因為我們的計畫還不是很確定，我們將沒有時間決定行程。

答案　上面五個句子中只有一個句子會出現在**社會性故事**中，那就是第四句。其他四個句子如果要使用在**社會性故事**中，將需要改寫成如下的句子：

1. 大多數的時間裡，在屋子裡用走的是很重要的。
2. 我將試著把顏料留在紙上。
3. 下課時，我可以有選擇，我可以盪鞦韆，我也可以玩球，或是我可以選其它的東西玩。
4. 當爸爸知道他今年的休假是哪幾天時，我們一家人將會做前往加州的旅行計畫。

結語

十個自學指引已經進行了一半！請您回想一下前五個指標的標題。另外，請您隨意閱讀本書中的**故事**，注意這些**故事**中，指標 1 至 5 這五個要素是如何被使用？它們之間又是如何相互重疊呢？

指標 6
六個引導故事發展的問題

定義

　　社會性故事能回答下面的問題：關於情境描述（何處）；關於時間的相關資訊（何時）；關於人物的資訊（誰）；關於重要線索的資訊（是什麼）；關於有哪些基本的活動、行為或是敘述（如何進行）；以及背後的原因和／或理由（為什麼）。

討論

　　撰寫**社會性故事**需要關於某個特殊主題（情境、互動、概念或技巧）的基本資訊。光是基本資訊就有許多的細節。六個關於基本資訊的問題（誰、什麼、何時、何處、為什麼、如何）就能夠勾勒出一個大概的架構，讓**讀者**知道什麼時間在哪裡會有個情境發生、誰會在那裡、事情會如何進展，以及會發生什麼事。接下來，有哪些「明顯」的細節需要考量。什麼樣的線索或概念是**讀者**可能疏漏的呢？通常這個問題的答案就是回答最後一個「為什麼」問題的答案。雖然並不一定需要回答所有六個問題，但這些問題的答案在**故事**發展的過程中都可以加以考慮，並將其納入**故事**的內容中。

　　就表面價值而言，這些問題很簡單地描述了一個情況或是概念的基本

架構。有時**作者**為了回答「為什麼」這個問題時，會遇到極大的挑戰。我早期所寫的**社會性故事**中，有個為了某位幼稚園大班小朋友在其學校排隊的**故事**。我坐了好久，試著要找出為什麼學生需要在學校排隊行走的重要理由。我覺得有點沮喪，因為如果我不能想出理由，**社會性故事**就沒有辦法支持這樣的要求了。上千則**社會性故事**都令人安心地有其存在的理由；許多年之後，只有一次我寫**故事**時想不出理由。那是個要向一位幼稚園大班孩子解釋他週三行程的**故事**。我實在想不出他週三需要到七個地點跟八位成人一起工作的理由。有時候，成人為無辜的孩子設計一些過於繁重的行程。由於我沒有辦法說服自己同意這位學生的行程，我放棄寫**故事**支持他週三行程所需要做的改變。在回答這些問題的過程中，我們也蒐集關於其它指標所要求的正確資訊，讓撰寫不明智的**社會性故事**或是「推銷」不明智的想法、策略或計畫變得不可能。

　　故事可以有效率地回答這六個問題中的好幾個問題。例如，一個開放性的語句就可以回答其中的好幾個問題：我的家人（誰）今天（何時）要去（什麼）海邊（何處）。接著可能會接續簡單的說明，說明要如何到海邊：「我們會開車到海邊。」或是用一個語句來解釋為什麼計畫這個活動：「許多家庭到海邊都覺得很好玩。」如此，一個**社會性故事**簡潔地確認了誰參與、會在哪裡、什麼時候發生、發生什麼事情和為什麼發生。雖然不是每個**故事**都會回答這六個問題，但**作者**會考慮這些問題。

● ● 練習活動

指標 6 練習活動：六個引導**故事**發展的問題

說明：請閱讀**故事** 110「我今天需要向學校請假嗎？這是沒關係的！」這個**故事**中回答了指標 6 中的哪幾個問題呢？

回答 **社會性故事**會回答很多類似此類的問題，下面只是舉出其中的六個：

- 誰──是誰不能到學校，需要請假呢？
- 什麼──我的爸爸、媽媽對於我需要請假說了什麼？
- 何時──我什麼時候可以回到學校？
- 何處──生病的小孩需要待在哪裡？
- 為什麼──為什麼學生有時候沒辦法去學校呢？
- 如何──我要怎麼樣才能拿到我需要做的作業呢？

您的問題可能會有點不一樣，那也是沒關係的。如同稍早時我所提到的，**社會性故事**單一的說明就可能可以回答數個問題。

結語

感謝有這些問題！它們可以幫助**作者**在電腦螢幕或是白紙上開始思考和運作。當**作者**不知從何下手或從哪裡開始或是要寫些什麼時，都可以想想上面這幾個重要的問題。這些問題再結合接下來指標 7 自學指引中的七種句型，就可以協助架構**社會性故事**的正文工作了。

指標 7

七種句型

定義

　　社會性故事包括描述句（客觀的說明事實和／或一般人都了解的訊息），可以選擇要不要加入一或多種下面的句型：觀點句（描述其他人的想法、感受和／或信念）；三種輔導句（可協助確認：(1)建議**讀者**的回應；(2)**讀者團隊**的回應；(3)自我提示的陳述）；肯定句（提升附加說明的意義）；和部分句（從任何句子發展出來，為了鼓勵**讀者**參與和確認其理解情況）。

討論

　　有七種可能用在**社會性故事**中的句型。其中只有描述句是必須存在的句型，其它的句型都是可以選用的。在這個自學指引中，每種句型都會用三個例句來加以簡單說明。其中很多句型都是從本書中的**故事**摘選出來的。

描述句（Descriptive Sentences）

　　描述句是每個**社會性故事**都需要具有的句型，是關於事實、客觀的陳述，字句中不具有假設性或受到爭議的陳述。整體來說，它們描述：(1)情

境；和／或 (2) 跟情境、人、活動、技巧、概念相關，但卻不常被說明的一些面向。練習描述句的最好方式，就是假裝您是從相機的鏡頭觀看，並加以描述，好讓別人可以了解您所看到的。描述情境中您看到了什麼？描述句常描述鏡頭所無法記錄的資訊，而這些資訊常是許多人誤以為每個人都知道而且了解的。

描述句的範例，包括：

1. 一年之中有許多假期。
2. 有些假期長，有些假期短。
3. 「包裝禮物，讓禮物可以躲在包裝裡面，像個秘密。」

觀點句（Perspective Sentences）

社會性故事文章可能含有觀點句。觀點句是精確地指出或描述一個人內在的情況，或他們的知識、想法、情感、信念、意見、動機、身體狀況或健康。**作者**很容易在猜測**讀者**觀點時犯錯。為了這個緣故，觀點句很少用在描述**讀者**的內在世界。唯一的例外是用在**讀者**自己提及的正向想法或感受（如：「我常說，『我真的很喜歡游泳』」），或是句子的內容是很安全的猜測，對大部分人來說都是如此（如：「睡覺可以讓我覺得得到休息」）。大多數的情況，觀點句會用來指出其他人（們）的內在狀況。

觀點句的範例，包括：

1. 許多人覺得美好的驚喜是有趣、好玩的。
2. 成人可能認為等一下再打開禮物比較有禮貌。
3. 許多同學想幫助我們的代課老師馬肯先生。

輔導句（Sentences that Coach 或是 Coaching Sentences）

社會性故事可能包含協助輔導的句型。輔導句可能會溫柔地引導**讀者**或是**讀者團隊**成員的行為。這些句型可能陳述一個建議的回應、回應的選擇或是描述自我提示的策略。

在我的經驗中，**作者**誤用或濫用輔導句的頻率高於任何其它句型。請注意，維護**讀者**的自尊以及**社會性故事**的安全性是非常重要的。這要求**作者**小心地選用語彙，有效地描述**讀者**的回應。以「我會試著」或「我會努力」開頭的語句將重點放在**讀者**的努力。輔導句可能也會包含一系列**讀者**的選擇，例如：「下課時，我可以選……」

輔導讀者句型的範例，包括：

1. 我會試著遵照瓊斯老師請班上同學執行的指令。
2. 我可以選擇去盪鞦韆，或是我可以選擇其它下課的活動。
3. 我將試著把顏料留在紙上。

社會性故事可能包含輔導**團隊**的句子。這些句子說明**團隊**中的成員可以如何協助**讀者**。家長和專業人員扮演非常重要的支持性角色。輔導句界定**讀者團隊**成員的角色，並且也確保針對某一情境或行為時，**讀者**能從不同人員得到一致性的回應。此外，**讀者**會得到資訊，知道**團隊**成員事前會做些什麼。因此，任何其他人員在回應上的改變都在**讀者**的預期之中。

輔導團隊句型的範例，包括：

1. 克拉克老師會試著給我多一點時間，來完成每個科學考試。
2. 我的媽媽會陪我進入醫生的診間。
3. 媽媽或爸爸會陪我進入水中。

社會性故事可能含有自我提示的句型。**讀者**寫下一些個人策略的說明

來協助自己回想或是應用訊息。**讀者**藉由辨識日後想記起來的或是想應用在練習上的個人策略，來掌控**故事**中的資訊。因為是由**讀者**來寫的，所以自我提示的句子常能反映出**讀者**的興趣或是偏好的書寫方式。自我提示的句型也提供機會教導學生自我對話的策略，這個策略有利於協助**讀者**練習調節自己的情緒和獨立想出重要的訊息。

發展自我提示的句型，**作者**先要寫完整個**故事**，然後跟**讀者**一起看一下所寫出來的**故事**，並且詢問**讀者**：「你想加個句子，來幫助你記得**故事**中的訊息嗎？」

自我提示句型的範例，包括：

1. 當有人說：「我改變主意了」，我可以想像就好像毛毛蟲變成蝴蝶。
2. 為了幫助我保持冷靜，我試著想關於下一個有趣的活動。例如：我可以想：「考試結束後就是下課時間了！」
3. 我可以用一個紙做的環鏈，來幫助我計算還有幾天就是我的生日了。

肯定句（Affirmative Sentences）

一個**社會性故事**可以包含肯定句。肯定句可以提升相關敘述的意義，並且在特定文化的情境中，常常能表達一般共享的價值觀或意見。尤其，肯定句的角色常用來強調重點、提及法規或是讓人放心。通常，肯定句會立刻跟在描述句、觀點句或是輔導句的後面。在下列的範例句中，肯定句以楷體標示。

肯定句的範例，包括：

1. 人們睡覺會有醒來的時候。有時候，他們睡醒的時候會覺得很高興，有時候他們會想要睡久一點。這就是人在地球上的生活。
2. 有時候學生需要請假。這是沒關係的。他們的老師會幫忙安排他們的作業，讓他們能夠完成學校的功課。
3. 為了保持安全，孩子們輪流從滑梯上滑下來。這是非常重要的。

部分句（Partial Sentences）

　　部分句運用大家所熟悉的填空格式，用來確認理解，鼓勵**讀者**猜猜在情境中下一步可能會發生的事情、其他人的回應或是自己的回應。部分句常常在一個**故事**中的句子重複出現多次後才出現。因此在**社會性故事**中，描述句、肯定句、觀點句或是輔導句都可能被寫成部分句。句子中的某部分用空格來替代。例如，在一連串描述為什麼孩子們在學校需要排隊走路的句子之後，可能以部分觀點句來總結：有時候，老師會請同學＿＿＿＿走路。請孩子填空是為了鼓勵孩子回想重要的概念。這是朝向能在學校應用這項資訊重要的一步。部分句在複習**故事**時提供孩子們參與的機會，也提升他們對**故事**內容的擁有權。

　　有時候，**讀者**在複習**故事**時填入的字詞可能跟原來的**故事**並不相同。如果能保持原意就不需要更正。如果孩子填入這些字後，意義跟原文不同，那就需要再次確認、修改或是修正。

部分句的範例，包括：

1. 包裝禮物，讓禮物可以躲在包裝裡面，像個＿＿＿＿＿＿。
2. 許多人覺得美好的驚喜是＿＿＿＿＿＿。
3. 為了保持安全，孩子們輪流從滑梯上滑下來。這是＿＿＿＿＿＿。

　　這七種句型可能會讓剛開始寫**社會性故事**的**作者**覺得有點壓力。但經過一些練習之後，就可以體會個別句型對於**社會性故事**的貢獻，以及它們之間如何融洽地相互搭配來描述社交情境、概念和技巧。

練習活動

指標 7 練習活動：社會性故事的七種句型

說明：請指出下列句子屬於描述句、觀點句、輔導句、肯定句或是部分句。

1. 我那一組的許多同學對於我們要進行的工作有很多想法。＿＿＿＿＿

2. 這就是人在地球上的生活。＿＿＿＿＿

3. 我的床將會移到我們的新家。＿＿＿＿＿

4. 許多孩子想在排隊時排在第一個位置。＿＿＿＿＿

5. 當別的同學排隊排在第一個位置時，我將會試著保持冷靜。＿＿＿＿

答案 「我那一組的許多同學對於我們要進行的工作有很多想法」是個觀點句。「有很多想法」指的是同組其他同學的想法。「這就是人在地球上的生活」是個肯定句，在本書中第一次被介紹，但常常使用在本書的**故事**中。「我的床將會移到我們的新家」是讓**讀者**放心的描述句，說明許多人會認為理所當然或對方應該知道的資訊。「許多孩子想在排隊時排在第一個位置」是個重要的觀點句。最後，「當別的同學排隊排在第一個位置時，我將會試著保持冷靜」是個輔導句。

結語

在這個自學指引中有很多的資訊。您可以自我挑戰，自創更多的練習活動。這將會幫助您熟悉這些句型和技巧。試著寫幾個範例句型。或者閱讀**故事**，並且辨識**故事**中說明的句型。經過許多的練習，您將會對不同的句型和書寫**社會性故事**的過程覺得比較自在。

指標 **8**

七加一：七種句型和一個公式

定義

一個公式和七種句型，以確保每個**社會性故事**所陳述的，不僅僅只是指導而已。

討論

社會性故事的公式定義不同句型在**社會性故事**中的關係。它確保每個**故事**都聚焦於描述互動或事件，並且在合適的情況下說明該如何應用或是陳述人們思考、說話或做事的背後原因。這個公式對於描述句、觀點句和肯定句並沒有限制數量，但卻限制輔導句的數量（圖表 1）。

圖表 1：社會性故事公式

描述句＋觀點句＋肯定句（包括完整或部分句）＝用來描述的句子總數量

$$\frac{用來描述的句子總數量}{輔導句的總數量} \geq 2$$

（完整或部分句）

　　知道如何使用這個公式對於撰寫**社會性故事**非常重要。七種**社會性故事**中的句型被分為兩組：用來描述的句子和輔導用的句子。描述句、觀點句和肯定句的句型都屬於描述用的句子，而輔導句屬於輔導用。使用這個公式，**作者**需要區別句子的句型，然後加總。再將用來描述的句子總數量除以輔導句的總數量。如果撰寫的是**社會性故事**，那麼公式計算後的答案必須大於或等於2。

練習活動

> ### 指標8練習活動：七加一：七種句型和一個公式
>
> 說明：請從本書中隨機選出三個故事。每個故事請分別辨識和數算描述句、觀點句和肯定句的數量。並且加總用來描述的句子數量。數算輔導句的數量。再將用來描述的句子總數量除以輔導句的總數量。比較結果，雖然每個故事計算後的數量可能不同，但總會大於或等於2。

結語

　　如果**社會性故事**有個心臟，那麼將會是社會性故事的公式。這個公式確保了**社會性故事**充滿耐心和不做假設的特質，不同於其它視覺策略。這個公式是提醒**作者**花時間跟**讀者**分享訊息，即使是那些被認為是「大家都知道」的資訊。它確保每個**社會性故事**的描述部分多過於輔導的部分。

就是要把它變成適合自己的

定義

社會性故事在任何可能的情況下,都會為個別**讀者**的偏好、才能和興趣量身訂做。

討論

就跟所有的讀者一樣,我們都會依照自己的興趣和能力來選書。我們之中只有非常少數的人會去閱讀非常困難或是難懂的資訊。這些難懂的資訊使我們覺得受挫、無趣……還讓我們想睡覺。對於**社會性故事**的**作者**而言,最常觸碰的主題是社交相關的主題,也是對於**讀者**來說非常困難的主題。為了這個緣故,**作者**常試著要讓這些相關訊息變得有趣和好玩,增加**讀者**喜歡**故事**的可能性,也會讓**故事**更有成效。

指標 9 將**故事**的內容和格式個別化。許多其它的指標確保**社會性故事**所提供的資訊能針對**讀者**的能力和需求,指標 9 則將整個**故事**個別化。指標 9 在**故事**內容、文字、圖示和格式發展階段,就開始考量**讀者**的經驗、重要人際關係、興趣和偏好。因此,在這個指標中包含了高度創造性的元素,反映在**故事**的內容中。指標 9 增加**讀者**對於**故事**的興致和理解,以及擁有**故事**中概念和訊息的可能性。同時也增加**讀者**多方應用**故事**中概念和

技巧的可能性。

關於指標 9 有數不清的範例。有位祖母把一個關於愛的意義之**社會性故事**繡在她孫兒的被子上。一位母親在徵得店長的同意後，把買新鞋的**社會性故事**事先貼在她的孩子將要試穿的鞋盒上。為了某位對於美國郵政系統有興趣的孩子，**故事**常常會放在一個蓋有郵戳的有趣盒子裡，從新的地點寄來。一位音樂老師想改變班上孩子的行為，因此寫個**故事**重新界定一些規則，然後編入音樂，在每堂音樂課的開頭播放。這些點子為**社會性故事**建構額外的意義和樂趣，也增加了許多的可能性。

提醒您：指標 9 可以讓**作者**發揮創造力，但您仍需小心使用您的創造力，別發揮過了頭。請留心**社會性故事**安全和具有意義性的目標。有時對於**作者**而言是有趣、可愛的，也可能會讓**讀者**覺得可怕或困惑。例如，一位熱情好心的爸爸想幫助小孩準備迎接即將來臨的萬聖節之裝扮和各種活動。爸爸想跟孩子介紹**故事**，但爸爸所選擇的穿著裝扮是從頭到腳的藍色妖怪服裝，引發孩子尖叫並且拒絕閱讀**故事**。即使爸爸脫掉了裝扮，孩子還是不願意閱讀**故事**。這**故事**對這位孩子來說，已經永遠變成了妖怪**故事**了。

創造力在小心謹慎地使用之下，能使**故事**更加吸引**讀者**的注意、提升學習。重點是**作者**需要了解它正向的可能性，以及使用上需要小心，這就是指標 9 的要求。只要謹慎使用創造力，它能讓**社會性故事**從被**讀者**丟在一旁不看，變成喜愛到要拿到床上去看。

練習活動

指標 9 練習活動：就是要把它變成適合自己的

說明：選擇您下個**故事**的**讀者**。想想看，您可以如何運用指標 9 來個別化您想要呈現給該位**讀者**的資訊呢？

結語

　　恭喜您！您已經完成了十個自學指引中的九個了。根據您的記憶，請回想這九個自學指標的標題。選個**讀者**，然後運用您所學到的這九個指標來研究、發展和撰寫一個**社會性故事**並加入圖示。 您將會在指標 10 中繼續使用和完成您所寫的這個**故事**。

　　指標 10「十個編輯和執行的指引」確保每一個謹慎創作出的**社會性故事**，在執行上也保持著同樣謹慎的態度。指標 10 將協助您編輯和修改初稿，並且支持您的努力向您的**讀者**介紹和執行您寫的**故事**。

指標 10
十個編輯和執行的指引

定義

　　十個編輯和執行的指引，是為了確保指引**社會性故事**發展的目標在編輯和使用的過程仍保持鮮明。

說明和練習活動

　　指標 10 的焦點有別於其它九個指標。前面九個指標界定每個**故事**的研究過程和最終產物的特質。而最後這個指標則指引著後續的執行。然而，您還是會注意到一些相似性。因**社會性故事**從開始到結束的所有指標，都根基於同一個哲學以及依照相同的原則所指引：充滿耐心和使**讀者**安心、運用正向的語言，在社交、情感和身體上都是安全的。

　　這個部分將分別簡單地說明十個編輯和執行的指引。在前面的自學指引中，您都是先讀說明再做練習活動。在這個部分中，討論和練習活動是合在一起的。您需要先寫個**社會性故事**的草稿。這個自學指引將幫助您決定您所寫的故事是否具有**社會性故事**所要求的特質，同時也會幫助您發展向**讀者**介紹和執行這個**故事**的計畫。

1. 編輯

為了確保**社會性故事**清楚、具有意義和趣味，從研究和找尋主題開始到發展**故事**內容及編修，都持續維持同樣的努力。**作者**會請**團隊**閱讀每個**故事**。這很重要，不僅可以讓所有**團隊**成員了解，也可以在執行之前發現不該出現的錯誤。**團隊**成員依照**社會性故事**的指標小心地檢查內文和圖示、建議修改和讓**故事**更接近完稿。練習活動：用**社會性故事**的指標來檢視您所寫的故事；如果有需要修改，請加以修正。

2. 協助讀者理解的計畫

作者有計畫地協助讀者理解**社會性故事**。這是以理解為中心，重新檢視內文和圖示的機會。**作者**可以想想，需不需要發展伴隨**故事**的問題呢？等**讀者**對**故事**熟悉之後，部分句會不會對**讀者**有所幫助呢？**作者**預先計畫如何建構**讀者**的理解力。額外的想法會在下個指引中說明，支持**故事**的計畫可能會與此計畫有所重疊。

3. 支持故事的計畫

支持一個**故事**的執行，包括提供資源和支持性的指導策略。有沒有什麼東西是可以支持**讀者**的呢？將**故事**用 PowerPoint 的方式呈現會不會有幫助呢？如果做個海報，海報中包含**故事**的重要句子，貼在教室，會不會有幫助呢？有許多的可能性，每個可能性都要依照個別**讀者**和**故事**主題來決定。練習活動：考量您的**故事**。您會如何支持**讀者**了解和參與**故事**的執行呢？

4. 複習故事的計畫

複習**故事**時，也要反映出充滿耐心、正向態度和用來創造它的健全思想。複習**社會性故事**時，需要在一個舒適的環境中，用正向的語氣來進行。絕不強迫複習或用看**社會性故事**來處罰孩子。用一般性的常識來協助您判定，多久需要複習一次**故事**。建立一個可以預期的複習時間表，讓複習的次數剛好能讓其發揮效果，但又可以避免不必要的重複。**作者**考量**讀者**和

主題等因素來發展可以執行的複習計畫。請您記得，也許**讀者**並不總是需要或希望**作者**或是其他成人陪他一起看**故事**。練習活動：請發展一個暫時性的**故事**複習計畫。**故事**將會在哪裡被介紹，接下來的複習又會在哪裡進行呢？請考量您的**讀者**和**故事**的主題，再決定閱讀**故事**的頻率。

5. 正向介紹的計畫

每個**社會性故事**的內容都有著依據事實和不做假設的品質。

作者可能相當具有自信地開頭，「這是我為你寫的故事！」對年幼的孩子，成人最好能坐在他們旁邊一張舒適的椅子或是地板上，兩人一起注視著**故事**。有許多不同的方式可以用來介紹**故事**；重點是保持冷靜和舒適。練習活動：請向您的**讀者**介紹您的**故事**。

6. 監控！

一旦**故事**已經寫好，**團隊**成員將監控它所造成的影響。很重要的是注意**讀者**的反應，有沒有任何跡象顯示**讀者**可能誤解內容或是圖示。**作者**會非常關心**故事**是否成功。如果一切都進行得非常順利，試著了解是什麼原因讓事情進行得順利？如何將這些促進成功的元素應用到未來的**故事**中，以便延展目前主題的**故事**，或是另外寫一個新的**故事**？

7. 規劃故事

故事會互相接續。很重要的是要好好規劃它們。可以利用檔案夾來協助整理。可以將檔案夾加以分類，也可以用分頁夾來協助分類，分類整理的原則是讓**故事**容易取用。練習活動：從一開始就整理規劃**故事**，日後取用會比較方便。善用檔案夾或記事本，將**故事**加以整理規劃。

8. 混合和搭配故事來建構概念

有許多主題可以用來寫**故事**。**讀者**在短時間內就聚集了相當數量的**故事**也是很常見的。有些主題也會再次出現。可以將**故事**影印，放在特別的檔案夾或是筆記本裡。例如，所有有關宴會的**故事**──生日宴會、家庭假期聚會等等，可以存放在特殊的筆記本內並且標示「宴會」。在這本筆記

本中可加入分頁夾，將**故事**依種類或是時間排放，如此可以展現關於「宴會」更寬廣的概念。

9. 重唸故事和後續延展

　　社會性故事可能並沒有所謂「退休」這回事。**故事**唸過一段時間之後，可能會因為**讀者**的需求而有再次介紹的必要，有點像電視節目重播一樣。例如，**讀者**在 6 歲時可能讀過關於友誼的**故事**，8 歲的時候可能需要再次閱讀關於這個主題的**故事**。**讀者**會感受到已經唸過**故事**的熟悉度，也會從目前**故事**中的新資訊獲益。如此也能清楚地指出過去和現在主題之間的重要關聯。

10. 再利用，成為讚賞的工具

　　再利用逐漸受到歡迎，**社會性故事**也可以被再利用。例如：可以將介紹新技巧的**社會性故事**，在日後再利用來讚許**讀者**的成就。如果用電腦來發展**社會性故事**，便能夠很容易地儲存和整理。日後可將用過的**社會性故事**檔案叫出來，另存一個相關的檔名，再將其修改為讚賞**讀者**所獲得新技巧的**故事**。您可以很驕傲地跟**讀者**一起回顧。

結語

　　社會性故事有著相當短、卻活躍的歷史。原先只是由於現場工作的需要，之後被研究、肯定為有實徵根基的方法，也贏得家長和專業人員的尊敬以及**讀者**的信任。您將成為新手**作者**，我祝您成功，如果有機會也邀請您參加**社會性故事團隊**的分享活動或是工作坊。希望您所寫的**故事**能傳達訊息、引導和鼓勵您的**讀者**。

社會性技巧訓練手冊

用故事來學習

我為你寫這些**故事**

一封來自凱蘿‧葛瑞的信

親愛的 _____ ：

　　我的名字是凱蘿‧葛瑞（Carol Gray）。在 22 歲以前我的名字是
凱蘿‧休爾德（Carol Schuldt）。結婚之後，我的姓氏就變成了葛瑞
〔譯者註：在美國的習俗裡，很多女士在結婚之後會冠夫姓〕。

　　我母親的名字是薇拉‧休爾德（Viola Schuldt）。她很喜歡照相。
她尤其喜歡為那些具有代表性意義的畫面留影。例如，她會針對某個事
件照五或六張照片，然後將它們一併陳列。即使沒有文字說明，人們也
可以從這些照片中了解其所陳述的故事。有時，即使只有一張照片，也

能陳述故事或是讓我們聯想到某件
事情。

　　這張是 1955 年在我 3 歲時拍
的照片。照片中，我在珍妮姑姑的
家中，為我的姐姐瑪莉蓮慶生。中
間是我的姐姐瑪莉蓮，正對著蛋糕
開心的笑。我在照片的右邊角落，
坐在珍妮姑姑的腿上。我很清楚地
記得這個生日派對，尤其是那個娃
娃蛋糕。看看我的臉，我真的很喜

歡那個蛋糕。但我覺得有點沮喪,因為那不是我的生日蛋糕。我的母親站在後面,抱著我的小妹妹伊蓮。看看伊蓮的臉,我想伊蓮也許有著跟我類似的感受。我想她也很喜歡那個蛋糕,也覺得有點沮喪,因為那不是她的生日蛋糕。

下面這張照片是在 1958 年拍攝的。我那時 6 歲,在外公、外婆的結婚紀念日那天拍的。他們舉辦了很大、很重要的慶祝派對。每個來參加的人都穿著漂亮的衣服。我那天穿的洋裝,讓我的腹部覺得很癢;過了一段時間,我的髮箍也讓我覺得不舒服。在照這張照片的時候,我正對我身上那些看起來漂亮、但卻不太舒服的衣物覺得有點煩躁。

當我看著這些照片,提醒著我從派對中學到的一件事情。許多人都認為派對是很好玩的。我也喜歡派對,但即使是最好玩的活動,也會有讓人覺得沮喪或是困惑的時刻。我覺得記得這些令人沮喪或

是困惑的時刻,並跟其他人分享,也許會對其他人有所幫助。因為當他們在宴會中出現類似的情況時,他們就不會覺得吃驚了。

下頁這張照片是我在密西根州林福妮雅市多瑞絲街的家。我從 1956 年到 1968 年都住在這裡,我在這裡長大。這裡就是我 6 歲時寫第一個故事的地方。我的臥室在一樓,在我父母臥室的對面。我有一本日記本,每晚睡前我都會寫日記。我會寫信給長大後的自己,這樣我長大後就可以讀這些信,那我就不會忘記當個孩子是怎麼回事了。

現在我已比那時年長很多了，但我還在寫故事。我試著永遠記得當個孩子是怎麼回事。我也一直在讀故事和聽其他人告訴我的故事。藉由這些故事，我學到了許多事情。

　　我在這本書中也為你寫了許多**故事**。這些**故事**描述人們、地點和許多主題。我希望你喜歡這些**故事**，也可以從中學到許多事情。

　　祝福你有個美好的人生故事！

　　　　　　　　　　　　　　　　　　　　　　　　　　　　　凱蘿

故事 2 從故事中學習

人們從故事中學習。人們常彼此敘說自己的經驗。他們一邊聽一邊學。

我還小的時候，有次母親用她祖母用來教她綁鞋帶的故事，來教我綁鞋帶。我試著用這個故事來練習，並學會了綁鞋帶。

還有一次，我很害怕溜學校的滑梯，但卻很想嘗試。我看著其他小朋友爬上滑梯後面的梯子，坐在滑梯的頂端，然後溜下去。我心裡想著，不知道自己能不能做跟他們一樣的事情。我大班的柏斯老師走到我身邊。他告訴我一個故事。當他還是個小男孩時，他也很害怕從滑梯上溜下來。我問他：「你試著溜下來了嗎？」他告訴我，他試著溜下來了！柏斯老師告訴我，爬上滑梯後面的梯子時如果往上看會比較不害怕。我想也許他的方法對我也有幫助。我溜下滑梯，覺得還好！

上週二是個雨天，我不想穿雨衣。我的姐姐梅蒂森說，穿雨衣也許會比較好。她告訴我一個故事。去年有個下雨天，她沒穿雨衣到學校，弄得全身都濕透了。上第一節課時，梅蒂森覺得又濕又冷。我決定穿雨衣，好讓自己保持乾燥和舒適。

我每天都在學習。別人常常會告訴我他們的故事。我會試著聽他們的故事，並從中學習。■

本書中的**故事**

這本書中的**故事**是為我而寫的。

這本書中有許多關於我和我的感受的**故事**。有個關於成長的**故事**和一個稱為萬能城堡的地方。也有個名為「也許我可以做這個」的**故事**。

這本書中有關於人和地方的**故事**。這本書也有關於我的家人、房子和學校的**故事**。也有關於成人和小朋友的**故事**。

這本書中也有關於錯誤的**故事**。每個人都會犯錯。它也有關於改變的**故事**。改變隨時都在發生。

這本書中也有關於人們想什麼、說什麼和做什麼的**故事**。也有關於分享、玩遊戲和如何贏和輸的**故事**。

這本書中有個關於愛迪生的**故事**，和三個關於口香糖的**故事**。

這本書中有關於地球的**故事**。那是我所居住的星球。也有關於森林大火和空中旅行的**故事**。還有關於晚間新聞的**故事**，和為何人們要看晚間新聞的**故事**。

還有一些關於其它事情的**故事**，例如：當人們用東西這個詞時，是代表什麼？我把有關於它的說明寫在詞彙表中。

在這本書中有許多**故事**。一共有 158 則**故事**。這些**故事**描述關於如何在地球上生活。■

Chapter ❷

改變

故事 **4**

改變

　　人們居住在地球上，而地球總是在改變。跟地球一樣，人們也總是在改變。

　　有許多改變是人們知道會發生的。例如：葉子掉落在地上、水蒸發到空氣中、日光到了晚上會變暗。人們期待這些改變的發生。

　　期待中的改變會為人們形成一些例行的工作。例如：葉子掉落在地面，人們會把它們掃起來。水分蒸發，人們會去檢查他們需不需要幫植物澆水。日光到了晚上會變暗，人們會上床睡覺。期待中的改變形成計畫，變成一些例行的工作。

　　也有些改變是人們嘗試去預測的。人們知道有些改變可能會發生，但他們不是百分之百確定。因此，他們會去蒐集資訊，然後，根據他們所蒐集的資訊做最好的猜測。例如：艷陽天會因雷雨而改變、夜空會因流星雨而有變化、地震會讓地表破損。人們會試著去預測這些改變將在什麼時候發生。▶

人們試著預測能改變他們計畫的變化。雷雨讓人們將野餐移至室內舉行。流星雨會讓人們觀賞夜空而不去看電影。地震會讓棒球比賽取消。人們會試著預測那些會改變他們計畫的變化。

　　人們居住在地球上，而地球總是在改變。地球的改變幫助人們形成例行的作息、進行計畫，並且也讓人們去改變這些計畫。這就是人在地球上的生活。▇

故事 **5** 形成我們日常作息的改變

白天轉變成晚上，晚上轉變成白天。

就像紅綠燈會從綠燈變成黃燈，再變成紅燈一樣。

我周遭的改變也隨著我睡覺、工作或遊戲，

從我起床到我上床睡覺逐一地發生。

白天轉變成晚上，晚上轉變成白天。

改變在我周遭發生，但又好像是靜止不動的。

真的會造成我困擾的，是出乎意料之外的改變。

而所有的改變形成我的日常作息。■

故事 6　一個關於改變的理論

有個理論是：可以預期和受歡迎的改變是最容易的。不可預期和不受歡迎的改變是最困難的。

月曆上的日子看起來好像很簡單，每天都是一個方格。人們可以在每個方格裡記下他們在那天會有的活動或預約的事情。他們完成當天的事件，就可以移到下一個方格。

對許多人來說，從一天到另一天的改變是容易的。人們上床睡覺，隔天早上期待並歡迎另一天的到來。對許多人來說，這種可以預期和受歡迎的改變是他們覺得比較容易掌控的。

不可預期的改變是意料之外的事。有些意料之外的事像驚喜一樣是好的。例如：看到下雨過後出現的彩虹。不可預期但卻受到歡迎的改變就是驚喜。▶

　　而有些不可預期的改變是比較不受歡迎的。例如：車子爆胎就是一種不可預期也比較不受歡迎的事情。不可預期、也不受歡迎的改變，常常意味著人們需要做一些他們不太想做的事情。不可預期和不受歡迎的改變，常讓人覺得比較難處理。

　　月曆上的方格讓生活看起來好像很簡單，但每天的生活並不只是完成那些寫在方格裡的活動和預約的事情就好了。一些生活中最具有挑戰性的事件，通常都不會寫在月曆的方格裡。■

我對「改變」的觀點

有個理論是：可以預期和受歡迎的改變是最容易的。不可預期和不受歡迎的改變是最困難的。

對許多人來說，從一天到另一天的改變是容易的。這是可以預期也是受歡迎的改變。對我來說，我喜歡且預期的一項改變是：

_____

對我來說，這項改變是（請圈選）：容易的　具挑戰性的　困難的

不可預期的改變是意料之外的事。有些意料之外的事像驚喜一樣是好的。對我來說，一項不可預期但卻是好的改變（驚喜）是：

_____

對我來說，這項改變是（請圈選）：容易的　具挑戰性的　困難的

有些不可預期的改變是不受歡迎的。這些不可預期也不受歡迎的改變，常常使人們需要做一些他們不太想做的事情。對我來說，一項不可預期也不受歡迎的改變是：

_____

對我來說，這項改變是（請圈選）：容易的　具挑戰性的　困難的

月曆上的方格讓生活看起來好像很簡單，但每天的生活並不只是完成那些寫在方格裡的活動和預約的事情就好了。一些生活中最具有挑戰性的事件，通常都不會寫在月曆的方格裡。■

故事 8 我們身邊的「蛻變者」

蝴蝶

生活中充滿了許多真正的蛻變者。牠們遵從生物界預定的計畫，改變牠們外在的樣貌。

例如，蝴蝶是個真正的蛻變者。牠的生物週期有四個階段。牠的第一個階段是以卵的形式被產在距離蝴蝶的食物不遠的葉子上。但卵的形式的時間不長。

第二個階段，卵變成了毛毛蟲。毛毛蟲的身上可能有條紋或色塊。牠們努力地吃和長大。當牠們的外皮變得太小了，牠們就會蛻皮。毛毛蟲長得很快，牠們可能需要蛻皮四次或更多次。

第三個階段，毛毛蟲變成蛹，這也是個蛻變的階段。蛹就表面看起來是很安靜、靜止不動的。但在蛹的裡面，很多事情正在發生。毛毛蟲正在變成蝴蝶。▶

第四個階段是蝴蝶。許多蝴蝶有彩色的翅膀，牠們可以飛，在牠們的食物附近下蛋，變成毛毛蟲，然後變成蛹、蝴蝶。

有些在我們身邊的改變正遵照著預定的安排，重複地發生。這些安靜的轉變是地球上生命延續很重要的一部分。■

故事 **9**

我們身邊的「蛻變者」

青蛙

生活中充滿了許多真正的蛻變者。牠們遵從生物界預定的計畫，改變牠們外在的樣貌。

例如，青蛙是個真正的蛻變者。牠的生物週期有三個階段。牠的第一個階段是以卵的形式被產在水裡。卵被一層特別的膠狀物包裹著。但卵的形式的時間不長。

第二個階段，卵孵化變成蝌蚪。蝌蚪在水裡吃和長大。池塘表面上看起來很平靜。但在池塘裡面，很多事情正在發生。蝌蚪先長出後腿，然後前腿，接著尾巴萎縮掉了。

第三個階段是青蛙。人們常認為青蛙是綠色的。青蛙也有其它的顏色。有些青蛙會變色。青蛙下蛋、蛋長成蝌蚪，然後變成青蛙。

有些在我們身邊的改變正遵照著預定的安排，重複地發生。這些安靜的轉變是地球上生命延續很重要的一部分。 ■

故事 10 我們身邊的「蛻變者」

瓢蟲

生活中充滿了許多真正的蛻變者。牠們遵從生物界預定的計畫，改變牠們外在的樣貌。

例如，瓢蟲是個真正的蛻變者。牠的生物週期有四個階段。牠的第一個階段是從卵開始，瓢蟲會將牠們的卵下在靠近牠們食物附近的葉子下面。但卵的形式的時間不長。

第二個階段，卵孵化成為幼蟲。幼蟲看起來像是六隻腳的昆蟲，在牠的側邊有很細的毛髮。在接下來的 21 天裡，牠們努力地吃和長大。然後牠們開始蛻變。

第三個階段，牠們變成蛹，這是個蛻變的階段。蛹表面上看起來是很安靜、靜止不動的。但在蛹的裡面，很多事情正在發生。幼蟲正在轉變成瓢蟲。▶

第四個階段，牠們變成紅底黑點的瓢蟲成蟲。牠們在靠近牠們食物附近的葉子下面產卵，然後變成蛹，再變成瓢蟲。

有些在我們身邊的改變正遵照著預定的安排，重複地發生。這些安靜的轉變是地球上生命延續很重要的一部分。■

故事
11

我是個蛻變者

　　我知道蝴蝶、青蛙和瓢蟲都
是生活中真正的蛻變者。而另一
個生活中的蛻變者住在我家、我
的房間裡。只要隨著我的成長，
就可以看到我如何蛻變了！■

Chapter ❸

錯誤

故事 12 錯誤是什麼？

　　錯誤可以是一個錯誤的答案、想法或是行動。當有人說或做不正確的事時，它就是個錯誤。

　　關於錯誤，我們可以舉許多例子。例如：拼錯一個字是個錯誤；在一個非常寒冷的天氣，沒穿外套出門是個錯誤；忘了交已完成的作業，也是個錯誤。人們也可能會犯許多其它類型的錯誤。

　　隨著人們的成長，他們也從他們的錯誤中學習。他們可能不會犯相同的錯誤。然而，人們不斷地成長，他們也會有新的經驗。因此，人們也總是會犯新的錯誤。

　　有時人們知道自己犯錯了。有些時候，人們從別人那裡了解到他們犯錯了。也有的時候，犯了錯卻沒有人注意到。

　　大部分的人會試著正確地回答問題、試著想些好點子，以及嘗試做對的事情。但是無論人們怎麼努力，他們還是可能會犯錯。

　　犯錯是地球上生活的一部分，那是沒關係的。■

故事 13　湯瑪士・愛迪生和錯誤

湯瑪士・愛迪生（Thomas Edison）能保持冷靜，所以他可以從他的錯誤中好好地思考和學習。他幫大家發明了電燈泡、最早的黑白電影，並且讓人們能在家中使用電。他還發明了許多其它的東西。身為一個發明家，他

預期會犯許多的錯誤，錯誤是他工作中很重要的一部分。

發明東西並不容易。湯瑪士・愛迪生試著發明實用的電燈泡時，犯了超過 700 個錯誤。每個錯誤都讓他了解什麼東西是行不通的。這個過程幫助他更進一步了解如何能讓電燈泡更安全、更好用。

妥善地面對錯誤是明智之舉。保持冷靜也是重要的。冷靜的身體可以幫助頭腦有效率地思考，把問題處理得更好（有效率的意思是頭腦可以在最好的情況下工作）。

許多同學在他們犯錯的時候會學著保持冷靜。這會幫助他們想清楚，把問題解決得更好。就像湯瑪士・愛迪生一樣，他們也可以從錯誤中學習。

頭腦在冷靜的身體中能好好地工作。像許多其他的同學一樣，當我犯錯時，我也試著保持冷靜。這將幫助我的頭腦能運作得更好。■

故事 14 關於錯誤的調查 I

調查是一種蒐集關於某些事物資訊的方法。在許多的調查中，人們會回答相同的問題，然後有人會研究他們的答案。我有個關於錯誤的調查。

有沒有人曾經有過一整天沒有犯任何的錯誤呢？調查是試著了解人們對這個問題的想法。

我的調查題目叫做「調查錯誤」。我用這個調查試著對錯誤有更多的了解。我的老師知道如何進行調查。他可以幫助我。

調查錯誤的問題是讓成人回答的。為了安全地進行調查，很重要的是讓我認識的成人而不是陌生人來回答這些問題。我的老師可以幫助我列出有哪些人我可以去請他們回答問題。

回答問題之前，每位成人會先閱讀這個訊息（這個訊息會列在調查問卷的最上面）：

錯誤是個失誤，錯誤有大、有小。以下是一些關於錯誤的例子：

• 做錯事，像是開車或騎車的時候轉錯彎，或是把不該放在一起的東西放在一起。

• 忘記某些事物，像是沒辦法想起某個人的名字或是今天的日期。

• 弄丟了某件東西，像是重要的筆記本、鑰匙、鞋子等。 ▶

• 拿不穩某件東西而掉到地上。

• 計算錯誤，或是書寫錯誤，包括打錯字。

人們可能犯各式各樣的錯誤。

然後，請他們回答下面的問題：

• 你認為你是否曾經有某一天沒有犯任何的錯誤呢？

我會試著請五位成人回答這個關於錯誤的問卷。之後，我的老師和我可以針對問卷的答案進行討論。我的老師和我可以一起對人們和他們犯的錯誤有更多的了解。■

故事 15　關於錯誤的調查 II

以下是個關於錯誤的調查問卷，請仔細地閱讀和回答。

錯誤是個失誤，錯誤有大、有小。以下是一些關於錯誤的例子：

- 做錯事，像是開車或騎車的時候轉錯彎，或是把不該放在一起的東西放在一起。

- 忘記某些事物，像是沒辦法想起某個人的名字或是今天的日期。

- 弄丟了某件東西，像是重要的筆記本、鑰匙、鞋子等。

- 拿不穩某件東西，而掉到地上。

- 計算錯誤，或是書寫錯誤，包括打錯字。

人們可能犯各式各樣的錯誤。▶

請寫下你的大名，並在每個問題後面圈選「是」或「否」。如果你願意，你也可以寫下你的回應跟我們分享。

你認為你是否曾經有某一天沒有犯任何的錯誤呢？

                  姓名   請圈選

1. _____   是   否

回應：_____

2. _____   是   否

回應：_____

3. _____   是   否

回應：_____

4. _____   是   否

回應：_____

5. _____   是   否

回應：_____

故事 16 愉快的日子裡也可能犯錯

我了解到，愉快的日子裡也可能犯錯。

每一天，許多人在工作或遊戲中都可能犯錯。例如，他們可能忘了帶午餐、上錯樓層或撥錯電話號碼。還有千百萬種人們可能犯的其它錯誤。

隨著人們長大，他們會從他們的錯誤中學習。他們了解到犯錯是沒有關係的。即使有錯誤，依舊可以是愉快的一天。

許多錯誤是可以被修復的。當我犯錯的時候，像是我的媽媽、爸爸或是老師這些成人可以幫助我。他們曾經當過小孩，也犯過許多錯誤。他們也可能犯過我想修復的錯誤。

一天有 24 小時，或是 1,440 分鐘，或是 86,400 秒。錯誤通常發生得很快，一天中還有許多時間可以修復這些錯誤，而讓剩下的時間可以好好地度過。

這讓我了解到，即使犯了錯，仍然可以是愉快的一天。∎

故事
17

在愉快的日子裡也可能
犯錯嗎？

在愉快的日子裡也可能犯錯嗎？

我猜那是可能的。

在人們可能犯各式各樣錯誤的情況下，我們每個人都可能犯一些
錯誤。

所以，每天都可能犯錯嗎？

就像人們每天都會起床一樣，每天都有可能犯錯。

那如果人們整天都躺在床上呢？

我猜，那樣應該也是一種錯誤吧！

錯誤可能發生在愉快的日
子裡嗎？

看起來應該是可能的。

人們犯各式各樣的錯誤，
但他們仍然說，「我度過愉快
的一天，你呢？」■

Chapter **4**

我和我的感覺

故事 18 我的故事相簿

我有本故事相簿，裡面有很多記載我生命故事的相片。

我可以選有我在裡面的相片放在這本相簿裡，因為我是我生命故事的主要角色。

我也可以選我所喜歡的人的相片放在這本相簿裡，因為他們是我生命故事中重要的人物。

我也可以選我喜歡的地方的照片放在這本相簿裡，因為它們是我生命故事發生的地方。

我也可以選我喜歡的玩具和東西的照片，因為它們是我生命故事的工具。

我也可以選一些快樂時光的照片放在這本相簿裡，因為它們讓我的生命故事有許多美好的回憶。

隨著我長大，我也可以增加這本故事相簿中的照片。

我可以翻閱我的故事相簿，看看我自己、我喜歡的人物和地方、喜愛的玩具和東西，以及我曾經度過的快樂時光。■

故事
19
小孩慢慢長大

　　孩子們會長大。有時候，成人會對小孩說：「你長得好快哦！」如果小孩真的長得很快，他們每次低頭都應該會覺得他們離地面越來越遠了。

　　比起地球上許多別種動物，人類的小孩長得有點慢，他們的身體一點點、一點點地改變。倉鼠在 6 個月大就長成成鼠了；小貓也會在 1 到 3 年內變成成貓；小狗在 2 到 3 歲時就變成成犬了。大部分的人要到 18 至 25 歲才會變成成人。

　　小孩很忙碌，所以他們可能沒有注意到自己在長大。有天突然發現他們的衣服或鞋子變得太小了。「變大」讓人覺得有點驚喜。

　　變大是成長的一部分。跟其它動物比起來，人類的小孩長得有點慢。所以人類的小孩不常注意到自己長大，直到他們的衣服變得太小了。■

故事
20

為什麼我需要新衣服？

　　我是個小孩，而且我正在長大和長高。所有的小孩都會長大，可是他們的衣服不會跟著長大。所以，小孩的衣服常在幾個月之後就不合身了。

　　有朝一日，衣服會太小。鞋子會太緊，腳趾頭擠在鞋子裡。或是褲子太緊或太短。有時候，衣服扣不起來了。

　　這時候就需要新衣服了。

　　我需要新衣服，因為我的身體變大了，可是我原來的衣服並沒有改變。■

在崔福團隊的人

　　崔福 8 歲大。這些照片裡是崔福**團隊**的人，每個人都很疼愛和關心崔福。他們希望崔福安全、舒服和快樂。他們教導崔福，並且希望幫助崔福長大，能成為一個健康、快樂的成人。

　　我也有我**團隊**成員的照片。每個在我**團隊**中的人都很疼愛和關心我。他們希望我安全、舒服和快樂。他們教導我，並且希望我以後能成為一個健康、快樂的成人。我的爸爸、媽媽幫我找到我的**團隊**成員的照片，放在我的故事相簿裡。■

故事 22　什麼是舒服？

舒服是一種讓人覺得很好、很安全的感覺。

舒服可以代表我的身體沒有什麼地方受傷、刮傷、癢或刺痛。我也不覺得冷或熱，我覺得剛剛好。我的皮膚覺得很舒服，我的頭部、鼻子、手指頭和腳趾頭的皮膚都覺得很好。

舒服也可以代表我的身體沒有什麼地方受傷或覺得痛。頭不疼，胃不痛。骨頭沒有斷，也沒有扭到。沒有聽到難聽的噪音，也沒有吃到壞掉的食物。我的身體覺得很好。

舒服也可以代表我的心情覺得很好。我不擔心，也不害怕。我不覺得傷心、難過、焦慮或困惑。知道要做什麼和怎麼做，會讓我覺得很高興、冷靜和舒服。我的心情很好！

舒服也可以代表一個讓我覺得很好、很安全的地方。有些地方或東西會讓我覺得很好、很安全，例如：一張椅子或一間舒服的房間。

舒服也可以代表在另一個人身邊，讓我覺得很好、很安全。

有時候，我自己和我身邊的事物都讓我覺得很好。這時候，我會覺得非常的舒服。舒服是一種讓人覺得很好、很安全的感覺。■

故事 23 什麼會讓我覺得很舒服？

　　舒服是一種讓人覺得很好、很安全的感覺。什麼會讓我覺得很舒服呢？

　　舒服可以是我的皮膚覺得很舒服。有的衣服會讓我覺得很舒服。我的睡衣常常讓我覺得很舒服。下面是我列出來的三種會讓我覺得舒服的衣服：

_____

_____

_____

　　舒服可以代表我的身體覺得很舒服。有些食物對我有安慰的效果。這些食物吃起來很美味，又會讓人覺得很高興。下面是三種會對我有安慰效果的食物：

_____

_____

_____

▶

舒服也可以代表我的心情覺得很好。有些事情是我喜歡做的。做我喜歡做的事情會讓我覺得很高興。下面是三件我喜歡做的事情：

_____

_____

_____

舒服也可以代表一個讓我覺得很好、很安全的地方或一件東西。例如：一張椅子或是一間舒服的房間，都會讓我覺得很好、很安全。下面是讓我覺得很舒服的三個地方或是三件東西：

_____

_____

_____

舒服也可以代表在另一個人身邊，讓我覺得很好、很安全。下面是三位讓我覺得很舒服的人：

_____

_____

_____

有時候，我自己和我身邊的事物都讓我覺得很好。這時候，我會覺得非常的舒服。舒服是一種讓人覺得很好、很安全的感覺。■

_____

_____

_____

故事 **24**

高興是一種讓人覺得舒服的感覺

有些事情會讓我覺得高興。高興是一種讓人覺得舒服的感覺。

當我玩玩具時,我常會覺得很高興。我喜歡玩的玩具是:

_____

_____

_____

我喜歡的主題經常會讓我覺得高興。一個主題是一件我會去思考、談論、畫畫或是敘寫的事物。下面是一些我喜歡去思考、談論、畫畫或是敘寫的主題:

_____

_____

_____

▶

有些人對我來說很重要。他們試著幫助我覺得舒服和快樂。這些對我很重要的人物是：

_____

_____

_____

我常常覺得高興和舒服。∎

故事
25

尋找微笑

有些人高興的時候會微笑。如果我要尋找微笑，我要到哪裡找呢？

小朋友在玩的時候，我可以在那裡找到微笑。

媽媽唸故事給小朋友聽的時候，我可以在那裡找到微笑。

爸爸從上班的地方回到家的時候，我可以在那裡找到微笑。

快樂幾乎在任何地方都可能發生；當快樂發生時，常常可以在那裡找到微笑。■

故事 26　為什麼要微笑？

大部分的人喜歡微笑。當人們微笑的時候，他們的嘴角會往上揚，他們的牙齒會露出來。也有人微笑的時候不會露出牙齒。大部分人微笑的時候，代表著有好的事情。

微笑可以代表，我很高興見到你。

微笑可以代表，我正在做好玩的事。

微笑可以代表，我很高興。

微笑可以代表，我想跟你說話或是我想跟你玩。

一個淺淺的微笑可以代表，我希望你更快樂。

一個微笑也可以代表許多其它的意義。

在大部分的情況裡，當人們微笑的時候，代表著好事。■

故事 27　什麼是不舒服？

不舒服是一種不太好或不怎麼安全的感覺。

不舒服可以代表我的身體有地方受傷、刮傷、癢或刺痛。被蜜蜂叮、碰到毒藤、被割到或是被紙片刮到，都會讓皮膚覺得不舒服。

不舒服也可以代表我的身體有地方受傷或覺得痛。頭疼、胃痛、流行性感冒、普通感冒、扭到腳、骨頭斷了，或是吃到壞掉的食物，都會讓人覺得不舒服。

不舒服也可以表示我覺得焦慮、害怕、生氣、傷心或不太好。感到困惑也是一種不舒服的感覺。

不舒服也可以代表靠近某一個地方或某件事物時，會讓人覺得不太舒服。有些人在很小的地方會讓他們覺得不舒服。有些人搭乘雲霄飛車會讓他們覺得不舒服。太大聲、忙碌或是擁擠的地方，也會讓某些人覺得不舒服。

不舒服也可以代表在另一個人身邊時，讓人覺得不安全。靠近正在生氣或是失控的人時，常常會讓人覺得不舒服。有時候當某人正在做一些不尋常的事情時（一般人通常不這麼做，或是不在這個地方做），也會讓旁邊的人覺得不太舒服。

不舒服是一種不太好或不怎麼安全的感覺。■

故事 28　什麼會讓我覺得不舒服？

不舒服是一種不太好或不怎麼安全的感覺。

不舒服可以代表我的身體有地方受傷、癢或刺痛。粗的布料也可能讓人不舒服。三件會讓我的衣服穿起來不怎麼舒服的事情是：

_____

_____

_____

不舒服也可以代表我的身體有地方受傷或覺得痛。 例如：頭疼會讓人覺得不舒服。三件會讓我的身體覺得不舒服的事情是：

_____

_____

_____

▶

不舒服也可以表示我覺得焦慮、害怕、生氣、傷心或不太好。例如：哭泣會讓人覺得不舒服。三種讓我覺得不舒服的感受是：

_____

_____

_____

　　不舒服也可以代表靠近某個地方或某件事物時，會讓人覺得不太舒服。例如：天氣太熱或洗澡水太冷，都會讓人覺得不舒服。三個會讓我覺得不舒服的地方是：

_____

_____

_____

　　不舒服也可以代表在另一個人身邊時，讓人覺得不安全。靠近正在生氣或是失控的人時，常常會讓人覺得不舒服。有時候當某人正在做一些不尋常的事情時（一般人通常不這麼做，或是不在這個地方做），也會讓旁邊的人覺得不太舒服。寫出一個我曾經靠近某人而感到不舒服的情況：

_____

_____

_____

　　不舒服是一種不太好或不怎麼安全的感覺。■

故事 29 覺得悲傷是沒關係的，但是覺得快樂會更好

悲傷是一種不快樂和不舒服的感受。覺得傷心是沒關係的。所有人在某些時候都會覺得悲傷。有些人傷心時會哭。當一個人覺得悲傷時，最好能想辦法讓自己覺得好過一些。

布魯克手上拿了個甜筒，上面的一些冰淇淋掉到地上，她很傷心地哭了。

克勞遇到個問題，他把他的猴子娃娃──亞洛伊，忘在他朋友路克的家裡了，他覺得很傷心。

亞倫的貓──歐森跑走了。亞倫和他的家人都很愛歐森，所以他們覺得很傷心。

當人們覺得傷心時，他們常常會想辦法讓自己覺得好過一些。

有時候，當人們了解他們不是失去全部時，會覺得好過一些。布魯克雖然掉了些冰淇淋，但甜筒沒有掉，甜筒上還有些冰淇淋沒有掉。她吃了這些剩下的冰淇淋和甜筒，就開始覺得比較快樂了。▶

有時候，跟別人聊聊我們遇到的問題會有幫助。克勞告訴媽媽他把猴子娃娃——亞洛伊，忘在他朋友路克的家裡了。克勞的媽媽幫克勞把亞洛伊拿回來了。克勞很高興再見到亞洛伊。

有時候，跟別人合作會有幫助。亞倫的家人馬上開始一起去找歐森。他們在後院的陽台下找到牠。他們都非常高興找到歐森了。

悲傷是一種不舒服的感受。人們可以覺得悲傷。當人們覺得悲傷時，他們會想辦法讓自己再次感到快樂。這就是人在地球上的生活。■

故事 30　每個人都有個「萬能城堡」

　　有個地方稱為「萬能城堡」（Fort Able）。「萬能城堡」是個堅固而且安全的地方。它存在每個人的頭腦裡，可以讓人保持冷靜、覺得舒服，並且能夠自我克制。人們在這個狀態下可以表現得最好。

　　每個人隨著他們的成長，搭建自己的「萬能城堡」。每個人都是獨特的，所以每個人搭建的「萬能城堡」也都很特別。「萬能城堡」的成形有很大的一部分取決於它的建造者，但其他人也可以對它的形成有所貢獻。在每個「萬能城堡」前都有三個指引建造者進入的步驟。▶

- 每座「萬能城堡」，都有個相片展示場。建造者所喜歡的人的照片，和他們曾經有過的快樂時光的照片都掛在這裡。

- 每座「萬能城堡」，都有間媒體室。建造者所喜歡的歌曲、電影、電子遊戲、快樂時光的錄影帶都存放在這裡。

- 每座「萬能城堡」，都有間剪輯室，可以存放每件讓建造者覺得舒服的東西或回憶。

- 每座「萬能城堡」，都有間健身房。在這裡可以練習健康的思考。建造者的**團隊**和建造者常常試著幫這間健身房列出健康思考的清單。

　　每座「萬能城堡」都伴隨著一些喜愛這個城堡建造者的人。他們守護著，隨時準備在建造者有困難的時候提供協助，以及在他高興時一起歡呼。

　　我也有個頭腦和一個「萬能城堡」。我會試著為你描繪這個旅程，並成為你在這個旅程中的導遊。■

歡迎來到「萬能城堡」──範例（提供參考）

故事
31

歡迎來到「萬能城堡」

　　歡迎來到「萬能城堡」，這是在我頭腦裡一個堅固而且安全的地方。這是旅程的第一站。我是這個地方的建造者和擁有者。我在這個地方可以進行最好的思考。我希望你也能和我一樣看到這個地方，但我沒有辦法把你從我的耳朵、嘴巴或鼻子擠進去，所以我會試著把這三個進門前的步驟畫出來。

　　許多人用堅固的材料，如：木材、磚塊或是水泥來建造城堡。在頭腦裡，人們用想像和奇特點子來搭建，這是「萬能城堡」從外部來看的樣子。當然，我們的目的是希望能留在「萬能城堡」裡面。■

相片展示場──範例（提供參考）

相片展示場

這是個相片展示場。我所喜歡的人的照片，和我們曾經度過的快樂時光的照片，都掛在這裡。■

媒體室——範例（提供參考）

故事 33 媒體室

在我的「萬能城堡」裡，有間媒體室。我喜歡的歌曲、電影、電子遊戲，和我曾經度過快樂時光的錄影光碟都存放在這裡。■

剪輯室——範例（提供參考）

故事
34

剪輯室

這是剪輯室。在這裡有著讓我覺得舒服的東西或回憶。■

健身房──範例（提供參考）

> 我很會踢足球。
> 我的爸爸、媽媽很愛我。
> 我的老師說我是個好學生。

故事
35

健身房

這是健身房。我在這裡練習健康的思考。■

我的**團隊**成員──範例（提供參考）

故事
36

我的團隊成員

這些是我**團隊**中的成員。他們守護著我，隨時準備在我有困難的時候提供協助，以及在我高興時跟我一起歡呼。我希望你喜歡這個旅程。■

故事 37 來到「萬能城堡」

有個地方稱為「萬能城堡」。「萬能城堡」是個堅固而且安全的地方。它存在每個人的頭腦裡，人們在城堡裡面會覺得平靜且能自我克制。在這裡，人們最容易做出聰明和友善的選擇。

這位是路克，他看起來很舒服、平靜，也很能自我克制。他正在他的「萬能城堡」裡。當路克在他的「萬能城堡」裡時，他能夠做出聰明和友善的選擇。

有的時候路克可能會覺得不舒服。有些時候他可能會覺得很焦慮、生氣、傷心，或困惑。這就代表他已經到了「萬能城堡」的外面，那是個不太舒服的地方。在城堡外面，路克很難有聰明和友善的思考。到底「萬能城堡」跑到哪裡去了呢？

「萬能城堡」一直都在。路克以前進入過「萬能城堡」許多次，將來也會有很多機會再次進入。所以，它應該是存在於某個地方的。

當路克覺得不舒服時，他會退回來採取進入「萬能城堡」的第一個步驟。他跟自己說：「路克，進入『萬能城堡』。」不論路克在哪裡，都有進入「萬能城堡」的方法。採取第一個步驟，更證明了他的城堡就在附近。▶

我的名字是＿＿＿＿＿＿＿＿＿＿＿＿。「萬能城堡」是我頭腦裡面的一個地方。我在那裡可以做聰明且友善的決定。當我覺得自己已經步出城堡時，我會試著再次進入它。有三個步驟可以打開城堡的大門。第一個步驟就是跟自己說：＿＿＿＿＿＿＿＿＿＿＿＿，進入「萬能城堡」！或是簡單地說：進入「萬能城堡」！▮

故事 38 進入「萬能城堡」的步驟

　　有個地方稱為「萬能城堡」。「萬能城堡」是個堅固而且安全的地方。它存在於每個人的頭腦裡，在城堡裡面，人們會覺得平靜且能自我克制。在這裡，人們最容易有最好的表現。

　　我的名字是＿＿＿＿＿＿＿＿＿＿。「萬能城堡」是我頭腦裡的一個地方。在裡面我是很聰明的，而且可以做出友善的選擇。如果我覺得不舒服的時候，通常我已步出「萬能城堡」，我會試著再度進入。第一個步驟就是告訴自己：＿＿＿＿＿＿＿＿＿＿，進入「萬能城堡」！或是簡單地說：進入「萬能城堡」！如果我沒有辦法找到進入城堡的第一

個步驟，我會試著去找我的**團隊**裡面的人來幫助我。

　　第二個步驟是試著去想城堡裡的一個房間。有時候，光是想到那個房間就能讓我開始覺得好一點。我可能會比幾分鐘前思考得更聰明一點。如果我沒有辦法找到進入城堡的第二個步驟，我會試著去找我**團隊**裡面的人來幫助我。▶

第三個步驟是進到城堡裡。一旦進入城堡而且再次覺得舒服，我就能進行最好的思考。我可以自己解決問題，或者，我的**團隊**裡面的人也可以幫助我解決問題。

　　三個進入城堡的步驟：

- 說──告訴自己，進入「萬能城堡」！

- 想──城堡裡的一個房間。

- 進入──城堡裡面。

　　我有個地方稱為「萬能城堡」，是我自己蓋的。它是個堅固而且安全的地方，我可以採取三個步驟進入。■

慶祝和禮物

故事
39

一張生日宴會的邀請函

我收到安潔拉生日宴會的邀請函。她快要過 6 歲的生日了。

我試著回想參加過的生日宴會，來猜想在安潔拉的生日宴會裡會吃些什麼和做些什麼？去年，我參加崔西的生日宴會時，我們一起玩遊戲和吃蛋糕。

生日宴會裡常常都會有個生日蛋糕。在安潔拉的生日宴會中，可能會有＿＿＿＿＿＿＿＿＿＿。通常在生日宴會也會玩遊戲，所以在安潔拉的生日宴會中，也可能會玩＿＿＿＿＿＿＿＿＿＿＿＿＿。

安潔拉快要過生日了。她邀請我去參加她的生日宴會！■

故事 40 我們將有個大型的家庭聚會

　　我們的家族將有個假期聚會。去年我們的家族也舉辦了假期聚會。有些線索可以讓我們猜測，今年的聚會我們會吃些什麼和做些什麼？我和家人一起找尋線索和猜測今年的聚會可能會做什麼事。

　　我將和媽媽、爸爸、弟弟杭特、我們家的狗傑士伯，一起去蘿達姑姑家參加這次的聚會。祖父、祖母、蘿達姑姑的男朋友凱文、傑斯叔叔和他的家人、蘿絲姑姑和她的家人都受到邀請來參加這次的聚會。邀請的意思是歡迎他們來參加。有時候，有些事情會讓人無法來參加。等我們到達後，我們才能確定誰能夠來參加。

　　去年，我們有個大型的假期聚會。爸爸把去年聚會的照片存在他的電腦裡。爸爸說我想看的時候，可以去看這些照片。這些照片幫助我們猜測我們今年的聚會可能會做什麼事情。有些事情可能是一樣的；有些事情可能會不一樣。即使一個聚會每年都舉行，它也不會和前一年的完全一模一樣。那是不可能的。

　　去年的聚會有很多的食物，有些是成人的食物。我跟祖母說，那些成人的食物看起來很漂亮，但我不想吃。也有很多很好吃的小朋友食物和點心。媽媽猜今年也會跟去年一樣，有很多很好吃的小朋友食物和點心。去年來參加的人，帶來已包裝好的禮物。杭特和我都希望他們會再帶禮物來。我跟祖父說，我希望他們不要包裝那些禮物。他說，有很多人喜歡包裝禮物，所以他猜他們今年也會將禮物包裝好再帶過來。▶

去年，我的工作是把禮物交到禮物主人的手裡。雖然我還不會認禮物上所寫的名字，但每份禮物上面都貼了張小照片。我可以看著照片知道這份禮物是要送給誰的，再把禮物交到那個人的手裡。這讓我覺得自己很聰明、很重要。

今年，換我弟弟杭特將禮物交到禮物主人的手裡。去年輪到我，今年則輪到杭特執行這項工作。媽媽說，雖然我能認得禮物上寫著是誰送給誰的禮物，我也需要保持安靜。因為要讓杭特能像去年的我一樣，覺得自己是聰明而且重要的，能夠看著照片把禮物交到主人的手裡。

媽媽花很多時間跟蘿達姑姑和祖母在電話裡談事情。她們正在計畫今年的聚會。計畫是可能會發生什麼事的線索，雖然有時候計畫可能會發生改變。試著記得接下來的計畫是很重要的。媽媽寫下今年聚會的計畫。隨時我想看，她都會讓我看一下這些計畫。▶

我的家人要去參加大型的家族聚會。整個家族都受到邀請。我們尋找今年聚會可能會吃什麼和做什麼的線索。我們從去年聚會的照片中找尋線索，也從今年的聚會計畫中找尋其它的線索。今年聚會的照片將提供明年聚會的線索。■

故事 41　什麼是禮物？

　　禮物是一個人贈送給另一個人特別的東西。禮物常用來慶祝生日或是節慶。

　　如果我贈送媽媽一份禮物，媽媽就是這份禮物的主人。如果我贈送一份禮物給爸爸，爸爸就是這份禮物的主人。如果我贈送一份禮物給一位朋友，這位朋友就是這份禮物的主人。

　　禮物是一個人贈送給另一個人特別的東西，收到禮物的人可以留下這樣東西。■

故事 **42** 禮物為什麼很重要呢？

大部分的人喜歡禮物。他們喜歡送禮物，也喜歡收到禮物。下面有為什麼禮物對人們很重要的三個理由。

首先，禮物幫助人們慶祝和分享他們的感受。一個禮物可以代表，我希望你有個快樂的生日！或者，它也可以代表，我愛你、謝謝你或是祝你好運！禮物也可以代表別的意思，但通常都代表好的意思。也因為這樣，送禮物才那麼地有趣！

第二，收到禮物的人不需要製作或是花錢去買，因為它是免費的。免費得到東西是有趣的，特別是當收到的禮物是有用的或是很好的。

第三，禮物可以幫助人們記得朋友，或是家人和他們在一起的愉快時光。所以很多人喜歡將他們收到的禮物留下來一段時間，有時甚至永遠留著。

禮物幫助人們分享和記得快樂的時光和美好的感受。這讓禮物顯得很重要。■

故事
43

為什麼人們要包裝禮物呢？

許多人在贈送禮物之前會包裝禮物。為什麼他們要這麼做呢？

包裝禮物，讓禮物可以躲在包裝裡面，像個秘密。等收到禮物的人打開時，就成為美好的驚喜。許多人覺得美好的驚喜是有趣、好玩的。

包裝過的禮物很漂亮。有時候，會有彩色的包裝紙、蝴蝶結或是卡片。包裝禮物是用漂亮的方法將一個驚喜藏在裡面。

包裝的禮物是慶祝特別時光和感受的一部分。因為這些包裝的禮物

很漂亮，也藏著許多美好的驚喜，它們讓這些特別的時光更有慶祝的感覺。

包裝禮物藏著美好的驚喜，同時也讓禮物很漂亮和具有慶祝的意味。∎

故事
44

如何贈送禮物給某個人呢？

　　學習如何贈送禮物是很重要的。雖然送禮物很好，但剛開始的幾次可能會讓你覺得怪怪的。知道該如何做，會讓送禮物變得比較容易一些。

　　當我贈送某個人禮物時，我只需要說一些話。例如，我可以說：「這是要送你的禮物！」也可以加上：「我希望你喜歡！」如果是個生日禮物，我也可以說：「生日快樂！」如果是聖誕禮物，我可以說：「聖誕快樂！」如果是光明節〔譯者註：此為猶太人的節日〕的禮物，我可以說：「光明節快樂！」

　　人們在收到禮物時常會說：「謝謝！」雖然他們還沒打開禮物，並不知道裡面是什麼，他們就先說「謝謝！」為什麼呢？因為人們知道找尋禮物和包裝禮物都需要花時間。他們說謝謝的意思是——謝謝你想到我，並且花時間為我尋找和包裝禮物。▶

有時候，人們收到禮物會馬上打開。也有時候，他們會晚點才打開禮物。

　　剛開始要贈送禮物時可能會覺得有點怪怪的。學習贈送禮物時怎麼做和如何說會很有幫助。知道別人會怎麼說或怎麼做也會有幫助。經由練習及學習，可以在贈送禮物給別人時，變得比較容易和自在。■

故事
45

如何打開禮物？

　　有時人們送我禮物。我收到禮物時，我要學習應當如何想、怎麼說和做什麼！

　　找尋和包裝禮物需要花費時間和金錢。因此，當我收到禮物時，要立刻說「謝謝」，這是比較考慮對方心意的做法。這樣的行為代表著，謝謝你想到我和把禮物準備好贈送給我。

　　有些情況是可以馬上打開禮物，但有些情況比較適合晚點再打開〔譯者註：每個地方的文化不同，有些文化比較喜歡對方收到禮物後馬上打開；有些文化則是等送的人離去後再打開。你可以問一下你的爸媽，哪一種方式在你的文化中比較合適〕。▶

如果情況是可以馬上打開禮物，那麼打開禮物之後，很重要的是要馬上說：「謝謝！」

　　我正在學習當我收到禮物時，該如何想、怎麼說和做什麼。下次我收到禮物時，我會試著練習。█

故事
46

為什麼要等一下才能打開我的禮物呢？

　　禮物裡面有個美好的驚喜。等一下才能打開禮物，可能會讓人覺得有些沮喪，特別是小孩子更容易有這樣的感受。為什麼成人面對這樣的情況，可以如此平靜呢？為什麼他們會請小朋友等一下再打開禮物，而不是立刻打開禮物呢？

　　了解成人在想什麼會有幫助。成人覺得等待打開禮物和打開禮物都是一樣的有趣。他們覺得在擺放著禮物的環境中坐著聊天，讓他們有過節的感覺。

　　成人也可能認為等一下再打開禮物比較有禮貌。這就是為什麼在許多的聚會中，人們會先吃東西、聊天或玩遊戲，然後才打開禮物。

　　跟那些帶禮物來的人聊聊天，有時比打開他們帶來的禮物還要重要。所以要先跟他們打招呼、聊聊天。

　　通常由成人來決定什麼時候適合打開禮物。有時是現在，但有時是晚一點。了解成人在想什麼，會幫助我們忍耐，也讓晚點才能打開禮物變得比較容易忍受。■

故事 47 在環繞著禮物的環境中 學習保持冷靜

包裝好的禮物，令人非常興奮，因為裡面可能有非常有趣的東西。興奮是一種好的感覺。

有時候，當一個人很興奮的時候，常會被要求要等待。當這樣的情況發生時，可能會讓人覺得有一些不舒服。學習在這樣的情況該怎麼想、如何做和說什麼，可能會有幫助。

通常都是由成人來決定什麼時候可以打開禮物。在大多數的情況下，小孩都想馬上打開禮物。但是，「馬上」可能不是打開禮物的好時機。

學習等待恰當的時機再打開禮物，會對我和其他相關的人有幫助。先找別的事情來做，會讓等待打開禮物的時間過得更容易些。

當有包裝好的禮物在我們周圍，知道該說些什麼話會有幫助。小孩可以問：「可以打開禮物了嗎？」但也需要記得，不能問太多次這個問題。這是因為如果一直問同樣的問題，會讓有些人覺得很煩。

通常由成人來決定什麼時候可以打開禮物。如果我不了解為什麼我需要等待一段時間才能打開禮物，我可以問成人。∎

故事
48

有些禮物會令人失望

　　大多數的情況裡，禮物是個美好的驚喜。偶爾也可能會出現令人失望的禮物。當人們互相贈送禮物時，這種情況也是有可能會出現的。

　　有時候，失望是種出乎意料的悲傷感。當一個人很高興地期望美好的東西出現，但卻沒有出現的時候，那個人會有點傷心，也可能很驚訝自己會有這樣的感受。當這種情況發生時，失望是快速降臨且沒有預警的悲傷感。▶

　　一個讓人覺得失望的禮物，可能是所收到的禮物不是他／她想要的東西。這裡有個例子。查理送了一本關於恐龍的書給安琪拉，但是安琪拉對恐龍沒有興趣，她覺得恐龍很無趣。對安琪拉來說，收到一本關於恐龍的書讓她有點失望。

　　當一個禮物是收禮的人所不需要的東西，可能會令人失望。這裡有另一個例子。帕克喜歡各種岩石，也有很多關於各種岩石的書。帕克的祖父送他一本關於岩石的書，但是他已經有這本書了。他有點失望，因為他不需要兩本一樣的書。

　　如果一個人心裡想要某件東西，卻收到另一樣東西，可能會對收到的東西感到失望。安琪拉希望在她生日的時候，可以收到芭比娃娃。她打開祖母送的禮物時，發現是襪子。安琪拉看到襪子時，可能會感到失望，因為她希望裡面是芭比娃娃。

　　幾乎每個人都有機會在收到某件禮物時感到失望，所以爸爸、媽媽會教小孩怎麼面對令人失望的禮物。這樣孩子會學習當收到令他們失望的禮物時，他們該怎麼想、如何說和做什麼。■

如果收到一個令人失望的禮物時，該怎麼想、如何做和說什麼呢？

將來我也可能會收到一個令我失望的禮物。它可能是我的生日禮物，也可能是節慶時收到的禮物。大多數的人都有機會收到令他們失望的禮物。

當收到令人失望的禮物時，知道該怎麼想會有幫助。一個令人失望的禮物，它仍然是個禮物。某一個人把它送給我，送的人希望我喜歡它。我需要記得這一點。

當收到令人失望的禮物時，知道該怎麼做會有幫助。失望是種感受，我最好能控制這種感受，這樣我可以比較小心地處理別人的感受。我會試著控制我的失望感，也試著不傷害別人的感受。

當收到令人失望的禮物時，知道該怎麼說會有幫助。我會試著說：「謝謝！」雖然禮物令我失望，但謝謝對方贈送我禮物是我應該有的禮儀。

有些禮物令人失望。學習面對令人失望的禮物時，怎麼想、怎麼做和怎麼說，會幫助我掌控失望感。隨著慢慢練習，我也許可以在打開一個令人失望的禮物時，不去傷害對方的感受。■

與人互動的
技巧和友誼

如何跟人打招呼？

跟人打招呼有很多方式。

當我看到我認識的人，特別是在那天我第一次看到那個人時，我會友善地說：「你好！」他們可能也會回答說：「你好！」他們也可能停下來和我聊聊天。

有時候，人們會握手並且說：「你好！」如果對方是第一次見到我，他們可能會和我握手。隨著我長大，像這樣打招呼的方式會越來越多。

偶爾，我會拜訪親戚或是熟識的朋友。在我到達時，輕輕抱一下對方也是一種問候的方式。

有時候，如果我剛好走路經過別人的身邊，我可以微笑、揮揮手或是點點頭。如果我已經在那天早一點的時間跟那個人打過招呼了，這時的微笑、揮揮手或是點頭則代表再一次跟他問好。這些都是友善的行為！

故事 51

人們為什麼要握手？

人們握手有許多不同的理由。有時候是因為他們第一次跟某人碰面，或是他們跟這個人很久沒見面了。有時候，人們在離開一個聚會或宴會時會握

手。當人們達成協議或合約時，他們會握手表示「一言為定」。在上面的這些例子裡，握手是一種友善的行為。

研究歷史的人相信，人們最初的握手是由幾百年前的英國開始的。在那個時代，成人有時會攜帶武器。男人有時會將武器藏在左手的衣袖裡。伸出左手跟對方握手，代表兩個握手的人衣袖裡都沒有藏武器。之後，當人們不再隨身攜帶武器時，就變成是伸出右手來握手。

人們握手有許多不同的理由。有著長遠歷史的握手習俗，人們可能還會繼續使用很久的時間。∎

故事
52

如何握手？

　　當小孩長大，別人會期望他們要學習握手的禮儀。這是很重要的，因為成人常常會在遇到某人或是打招呼的時候握手。為了這個原因，我正在學習跟成人握手。

　　成人比小孩更常握手，雖然偶爾小孩也會被期望去握手。這讓小孩有機會去練習握手，這樣在他們變成成人之前會知道如何握手。

　　握手的時候，我可以試著練習下面五個步驟：

- 伸出右手，把手掌打開。

- 輕輕地握著對方伸出的手。

- 手保持輕握，輕微地往上下移動。

- 鬆開我的右手。

- 將我的手移回到自己身體的右邊。▶

　　下面這種情況並不常見，但偶爾會有，就是當一個人伸出手要去握另一個人的手時，對方把手留在他們身體的側邊。這種情況會讓人覺得有點尷尬。如果我伸出手要去握對方的手，結果發生這種情況時，我可以把我的手放回我身體的側邊，不用去握對方的手。

　　知道如何跟其他人握手是很重要的。隨著練習，握手對我來說會越來越容易。■

故事
53 兩個人互相擁抱

　　有時候，兩個人會互相擁抱對方。這表示擁抱時兩個人都同時抱著對方。

　　兩個人互相擁抱對方，如果是在見面時發生，常代表問候對方好；或是在離開時發生，則代表跟對方道別。

　　有時候，兩個人會互相擁抱來跟對方分享他們的感受。這種擁抱常代表我愛你、我們都很高興，或是我們都很傷心。

　　當兩個人同時擁抱對方時，他們常常：

- 跟對方面對面站得很接近。

- 一手或兩手環繞著對方。

- 稍微抱緊對方，但又不是太緊。

- 當其中一個人開始放鬆他們的手時，擁抱的時間就結束了。

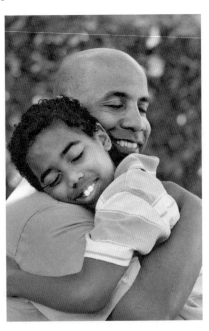

　　有時候兩個人會同時擁抱對方。兩人互相擁抱是一種分享感受的方式。■

故事
54

一人擁抱

　　人們用擁抱來分享他們的感受。有時候兩個人同時擁抱對方，稱為兩人互相擁抱。有時候，一個人擁抱對方，這稱為一人擁抱。一人擁抱可以有很多可能的意義。

　　在一人擁抱裡，一個人擁抱著另一個人。一個人用一隻手或是兩隻手環繞另一個人。

　　有時候一人擁抱代表——*這是我的朋友*。小朋友常會做這個動作。一位小朋友把手環繞著另一位小朋友。但如果另一位小朋友不想當朋友，這種擁抱就會讓人覺得有點困惑。

　　有時候，人們會用一人擁抱讓對方覺得好過點。爸爸、媽媽常用這種擁抱安慰他們的小孩，尤其當小孩覺得傷心、不舒服或是害怕的時候。有時這種擁抱會有效，但有時就沒什麼效。

　　一人擁抱也可以表示——*加油*！或是*我為你感到驕傲*！爸爸、媽媽也常對他們的小孩用這樣的擁抱。有時教練也會對他的隊員用這種方式的擁抱。為你感到驕傲的一人擁抱，也可能會以拍肩或擊掌來開始或結束。

　　一人擁抱可以有很多可能的意義。∎

故事 55 輪到我應該注意聽的時候

人們會彼此聊天、對話。隨著成長，人們了解到聽別人說話也很重要。聽別人說話，可以幫助對話更有趣。聽別人說話，也可以幫助人們交朋友。我正在學習，在一個對話中，什麼時候是我該聽別人說話的時間。

對話中，人們學習輪流說和聽。當其中一個人說話的時候，另一個人傾聽。如果兩個人同時在說話——這種情況偶爾會發生，他們會聽不到另一個人說什麼。輪流說和聽會是讓對話進行得比較好的方式。

傾聽就是聽到對方所說的話，並且思考這些話的意思。有時候人們說的話，字面的意思就是他們想傳達的意思，但有時他們其實是想告訴我們其它的意思。這會讓傾聽的工作變得有點困難。事實上，大多數的人覺得說話比傾聽容易多了。因此，許多人需要努力才能變成很好的傾聽者。

當輪到我傾聽時，我會試著去聽別人說的話。我會試著去思考他們話語的意思。當輪到我傾聽時，我的爸爸、媽媽和老師會準備好要幫助我學習傾聽該做些什麼。■

當別人說良善的話時，
要記得謝謝他們

有時候，人們會對你說一些有
幫助或是良善的話語。在對方說完
這些話之後，你要謝謝他們。你傳
達的意思是：你剛剛對我說的話對
我很有幫助，或是你剛剛對我說的
話是仁慈的。在許多情況裡，經常
向對方說「謝謝」是個聰明和友善的行為。

有時候人們會幫助我。昨天我搞不清楚數學作業要做到哪裡。辛蒂
坐在我隔壁，她記得數學作業，便告訴我，「數學作業要做到 32 頁。」
我說：「謝謝！」

有時候，人們會滿懷善意地對我說一些事情。上週我生日的那天，
我穿了件新襯衫到學校。我的老師說：「生日快樂！襯衫很好看哦！」
人們比較容易記得自己的生日，比較難記得別人的生日。我對老師說：
「謝謝！」

謝謝，是個友善的詞，代表著，謝謝你這樣說！

當人們對我說良善的話語時，我會試著說「謝謝！」這樣會讓他們
了解，我喜歡他們對我說的話。■

故事 57 當別人做良善的事時，要記得謝謝他們

　　有時別人會為我做一些良善的事情。在某人做了那些事之後對他說「謝謝」，表示你為我做的事情是很有幫助的，或是你為我做的事情是良善的。在許多情況裡，經常向對方說「謝謝」是個聰明和友善的行為。

　　有時人們會幫助我。昨天，瑪莉借我鉛筆。如果有人幫助我，我會試著說：「謝謝！」

　　有時人們會跟我分享。當我去亞當家拜訪時，我們一起玩他的玩具。亞當跟我分享他的玩具。當有人跟我分享東西時，我會試著說：「謝謝！」

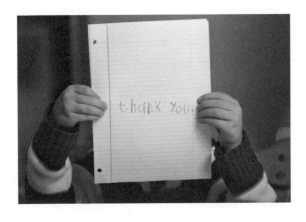

　　我會試著說：「謝謝！」如果我這麼做，別人會了解我喜歡他們為我做的事情。

　　謝謝是個友善的語詞，會讓別人知道我喜歡他們為我所做的事情。■

故事 **58** 學習幫助別人

幫助就是為別人做一些事情。讓自己對別人有幫助，是種良善和為別人著想的行為。

有時候人們會請我幫忙。我的媽媽可能會請我幫她提袋子。她需要我的幫忙。或是我的爸爸會問我關於電腦的問題。他需要幫忙。

有時候，人們可能需要幫忙，但沒有向別人提出需要幫忙的請求。當這種情況發生時，主動提供協助是種良善的行為。

我可以幫助別人的方式有很多種。 ■

幫助那些沒有請我幫忙的人

許多人需要幫忙。他們可能沒有提出需要幫忙的要求，但他們真的需要幫助。如果有人能發現他們需要協助，那真是太好了。

當獨自一人完成某項工作會有困難的時候，人們常常需要協助。一個推著娃娃車的媽媽要自己推開門是困難的。如果有人能幫她開門，或扶著門讓她可以推娃娃車進去，那會很有幫助。

人們第一次做一些事情時，常常需要協助。我們班上來了位新朋友。在午餐時間，因為他從來沒有在我們學校吃過午餐，他需要幫忙才能了解，在學校要到哪裡去吃午餐。

當人們趕時間的時候，常常會需要協助。當人們趕時間的時候，他們會試著用較快的速度去做事。如果能提供協助，幫他們做好需要完成的其中一件事時，會讓他們的工作變得容易些。

如果我找尋需要幫助的人，我可能到處都會發現這樣的人。而在各種事情上都可能有人需要幫助，那是因為人們常常需要別人的幫忙。■

故事
60

幫助願意接受幫忙的人
比較容易

人們常常需要幫助。當一件工作只靠自己一個人完成會有困難的時候，他們會需要幫助。他們也可能在第一次做某件事情時，需要幫助。或者他們在趕時間的時候，會需要協助。

如果我注意到某個人需要幫助，我可以提供協助。我的妹妹剛學會綁鞋帶。她正在練習綁，但花了很多時間。我已經會綁鞋帶很多年了，我可以很快地綁好鞋帶。偶爾我可以提供協助，幫助我妹妹綁鞋帶。我可以這麼問：「妳需要我幫妳綁鞋帶嗎？」

很重要的是，我需要注意聽她的回答。因為幫助願意接受幫忙的人會比較容易。

當人們願意接受幫助，他們會跟你合作。如果我妹妹願意我幫忙她綁鞋帶，她會跟我合作。她可能會把腳固定不動，讓我比較容易綁她的鞋帶。或者她可能會微笑，因為我提供她協助。願意配合或合作，是我妹妹很樂意接受我幫助的線索。

在大多數的情況裡，幫助有需要且願意接受我幫忙的人會比較容易。■

幫助不願意接受幫忙的人
比較困難

　　人們常常需要幫助。當一件工作只靠自己一個人完成會有困難的時候，他們會需要幫助。他們也可能在第一次做某件事情時，需要幫助。或者他們在趕時間的時候，會需要協助。

　　如果我注意到某個人需要幫助，我可以提供協助。我的妹妹剛學會綁鞋帶。她正在練習綁，但花了很多時間。我已經會綁鞋帶很多年了，我可以很快地綁好鞋帶。偶爾我可以提供協助，幫助我妹妹綁鞋帶。我可以這麼問：「妳需要我幫妳綁鞋帶嗎？」

　　很重要的是，我需要注意聽她的回答。因為幫助願意接受幫忙的人會比較容易。

　　我妹妹可能不想要別人幫忙她綁鞋帶。她可以說：「不用」，或是搖搖頭表示不要，或是把她的腳移走。以上這些都表示她不想要別人幫助她綁鞋帶。以前她可能表示過需要你來幫助她綁鞋帶，但現在她不想要別人幫助她。

　　有很多理由可以說明為什麼某人不想要別人的協助。我的妹妹可能覺得自己長大了，想自己綁鞋帶。或是我的妹妹可能想要我的爸爸或媽媽幫助她。▶

　　當我提供協助，但別人不想接受我的幫助時，這是沒有關係的。除非對方身陷危險，不然你可以在他們拒絕之後走開或做別的事情。有時候，當人們提供的幫忙被拒絕時，會覺得有點傷心。如果我提供幫忙卻被拒絕時，我可能會覺得傷心。知道還有別人可能會接受我的幫助，會讓我覺得好過些。

　　有時候人們需要幫助，但不願意接受幫助。當這種情況發生時，聰明的決定是我去做別的事情。還有許多其他的人會需要和想要我的幫助。 ■

故事 62 分享是什麼？

　　我正在學習分享。有時候，某個人會請我分享。我的媽媽可能會請我分享，我的爸爸可能會請我分享，我的同學可能會請我分享。了解分享是什麼以及為什麼人們要分享，可能會幫助我更容易分享。

　　有時候，分享的是一個東西的一部分。如果有人有個很大的巧克力蛋糕，有十二個人想吃這個蛋糕，每個人可以有這個蛋糕的一部分。他們分享這個蛋糕的一部分。如果每個人得到的部分都一樣大，這樣也會比較公平。▶

其它時候，分享是每個人得到一部分，但不一定是同樣的東西或是一樣大小。就像是分享午餐。我的午餐可能有一個三明治、一顆蘋果和一袋餅乾。如果我決定要吃三明治和蘋果，而把餅乾分給一位同學，這就是分享午餐。

人們也可以分享一件無法切割的物體。當四位兒童一起坐在一張沙發上，他們分享了那張沙發。

人們也可以用輪流的方式來分享。我的家人共享一部電腦。每個人為了不同的原因使用電腦。我的媽媽用電腦找食譜；我的姐姐用電腦來做功課。我們不能同時使用電腦，所以我們輪流使用電腦。

當小孩長大，他們會學習分享。許多小孩發現分享是個良善的行為。分享也可以幫助我們交朋友。我的媽媽和爸爸也曾經是小孩，隨著成長，他們學習了分享。他們可以回答我關於分享的問題。

隨著我長大，我會學習更多關於分享的事情。■

故事
63 # 什麼是尊重？

　　我正在學習尊重。尊重是注意別人、為別人著想。人們用良善的話語和行動來表示尊重。尊重幫助每一個人覺得受歡迎、舒適和安全。

　　在家裡，父母和小孩彼此用良善的話語和行動來表示尊重。尊重讓家人覺得舒適和安全。

　　在學校裡，老師和學生彼此用良善的話語和行動來表示尊重。尊重讓班上的所有人都覺得舒適和安全。

　　我會試著注意別人、為別人著想。我會試著用良善的話語和行動。我會試著用尊重來幫助我身邊的每一個人覺得受歡迎、舒服和安全。■

故事 64 用有禮貌的方式 說出我想說的話

我正在學習關於尊重和感受。所有的小孩都會有感受。成人常常教小孩說出他們的感受。學習告訴別人我的感受是個很重要的技巧。學習用有禮貌的方式說出我的感受，是我下一步需要學習的。

通常，當小孩覺得快樂和舒服的時候，會比較容易用有禮貌的方式說出他們的感受。我也是這樣。當我覺得快樂時，我比較容易用平靜的聲音和願意合作的話語來說話。

有時，小孩會覺得挫折或生氣。當這種情況發生時，要用有禮貌的方式說話會變得更困難。跟人分享這些感受是很重要的。但是同樣重要的是，要試著用比較平靜的聲調和有禮貌的話語來說。這是需要練習的。

我有個**團隊**：我的爸爸、媽媽和老師是其中的成員。如果我覺得生氣或挫折時，我的**團隊**成員會幫助我用有禮貌的方式談談我的感受。

隨著我的成長，我可能會遇到許多讓我覺得生氣或挫折的情況。跟我的**團隊**成員一起練習，會幫助我在生氣時，還可以對別人有禮貌。■

故事 65 用有禮貌的方式再說一次

我正在學習關於尊重這件事。許多孩子在學習尊重時，有時會犯下一些錯誤。他們可能使用不尊重的語氣或是話語。這樣的語氣或話語可能會讓聽的人覺得不舒服，或者覺得受侮辱或生氣。

學習用尊重、有禮貌的方式說話是一種技巧。這就是為什麼小孩在學習尊重時偶爾會犯一些錯誤。

當孩子在學習尊重時犯錯，成人可以幫忙。當成人聽到小孩用不尊重的語氣或是話語時，他們會試著保持冷靜地說：「請用有禮貌的方式再說一次。」讓孩子們有機會思考，並且用平靜的語調和願意合作的話語再試一次。

當一個成人對我說：「請用有禮貌的方式再說一次。」我會試著想一想，並且用平靜的語調和願意合作的話語再試一次。這樣會讓每一個在一起工作和學習的人覺得安全。■

故事 66

說：「不好意思！借過一下！」 幫助我通過人很多的地方

　　偶爾，我會是在人群中的一個人。人群，指的是很多人一起使用一個空間。通常這群人會站得很近，分享可以使用的空間。如果有人需要通過這群人到另一邊去時，會變得有點困難。

　　這裡有個例子。上個星期有部很受歡迎的電影在我家附近的電影院放映。爸爸和我想看這部電影。我們買了票，想再買點爆米花。許多人在走廊上等放映廳開門。賣爆米花的地方則在走廊的另一邊。這是個讓我練習要怎麼說和做，才能通過人群的好機會。

　　首先，我朝著要買爆米花的方向行走。遇到群眾時，我會說：「不好意思！借過一下！」人們開始移動到兩旁，我會說：「謝謝！」我持續地慢慢往前移動。每移動幾步，我就需要重複說：「不好意思！借過一下！」我可以用這樣友善的聲調，就不會讓站在戲院走廊上等待電影開演的人覺得我太大聲。微笑也可以幫點忙哦！▶

我走在前面，爸爸走在我後面，我們慢慢地往賣爆米花的方向移動。因為我在戲院裡練習使用「不好意思！借過一下！」，爸爸說他很為我感到驕傲。能夠練習運用這個方法通過人群，我也覺得很驕傲！■

故事 67 練習嚼口香糖

我正在學習關於人們怎麼嚼口香糖。

口香糖買來時，有些會有單獨的包裝紙包住它，這讓口香糖保持乾淨。吃的時候要先打開包裝紙，再把口香糖放進我的嘴裡。

當不想再嚼口香糖時，可以把它吐掉。當我不想再嚼的時候，我會把口香糖吐在垃圾桶裡。

許多人，像我的爸爸、媽媽、祖父母，都知道要怎麼嚼口香糖。如果我在學習嚼口香糖方面有問題時，可以請他們幫助我。■

故事 68 三個嚼口香糖時需要注意的重要禮貌

　　嚼口香糖可以是件有趣的事情。了解嚼口香糖的禮貌，會讓這件事情對我和對不嚼口香糖的人都覺得有趣。

　　嚼口香糖時有三個重要的禮貌。這三個禮貌很重要，因為它們會避免讓嚼過的口香糖使人覺得很噁心。這三個禮貌會讓口香糖去它該去的地方，不會製造髒亂。

　　首先，口香糖是用來嚼的。我在嚼口香糖時，最好把口香糖一直留在我的嘴裡，直到我想吐掉為止。有的人嚼口香糖時，會把它從嘴巴拿出來，又放回去嚼，這是錯誤的，也不衛生。我會試著把口香糖留在我的嘴裡嚼，直到我不想嚼了才吐掉。▶

第二，閉上嘴巴嚼口香糖會對別人有幫助。許多人不想看到口香糖被嚼的樣子。當我嚼口香糖的時候，我會試著想像別人可能看到我的樣子。我會試著把嘴巴閉起來。

第三，嚼口香糖的禮貌還包括如何丟棄嚼過的口香糖。嚼過的口香糖應該要丟在垃圾桶裡。嚼過的口香糖很黏，如果隨便亂丟，它可能會黏上碰到它的東西，像是某人的鞋子、衣服。為了避免嚼過的口香糖黏到別人身上或是物品上面，正確地丟棄是很重要的。

如果全世界的人都能遵守嚼口香糖的這三個禮貌行為，就沒有人會因為看到別人正在嚼口香糖而覺得很噁心，或是被嚼過的口香糖黏到。我會試著記得和遵守這三個嚼口香糖的重要禮貌。 ■

故事
69

當我嚼口香糖嚼到不想嚼時，該怎麼做呢？

當我嚼口香糖嚼到不想嚼時，最好的處理方式是將嚼完的口香糖包在一張小紙片裡，再丟到垃圾桶裡。

有時候，人們嚼口香糖時，會把口香糖的包裝紙留在口袋裡。然後，等他們不想嚼口香糖時，會用這張包裝紙來包嚼完的口香糖，再丟進垃圾桶裡。這是個很好的方法。

如果找不到小紙片，也可以直接將嚼完的口香糖丟進垃圾桶裡。

當我嚼完口香糖時，我會試著用小紙片把它包起來，再丟進垃圾桶裡。◢

故事 70 靠運氣的遊戲

有時候，孩子會玩牌類的遊戲。許多小孩都喜歡玩遊戲。我正在學習這些遊戲，還有玩的時候如何保持冷靜。有些遊戲是需要靠運氣的。

如果有個遊戲是需要靠運氣，意思是參加遊戲的人沒辦法決定輸或贏。贏的人是靠運氣。

像大富翁之類的遊戲，玩的時候要靠運氣。成人或小孩在玩的時候，是靠選擇的卡讓他們可以抵達終點。他們不需要想正確的答案，或決定要做什麼來幫助他們贏。贏的人是因為他們運氣好，選到可以幫助他們贏的卡片。

許多孩子學習在靠運氣輸或贏的遊戲中，保持冷靜和友好的行為。這樣別人才會想再跟他們玩這樣的遊戲。

有的時候，我會玩靠運氣的遊戲。有時候我會贏，有時候我會輸。贏或輸跟我怎麼玩沒有太大的關係，跟我的運氣比較有關。當我玩這類的遊戲時，我會試著保持冷靜和友好的行為。■

故事
71 靠技巧的遊戲

　　許多孩子喜歡玩遊戲。他們可能喜歡玩紙牌之類的遊戲或是團隊遊戲。我正在學習這些遊戲，也在學習玩的時候保持冷靜和友好的行為。有些遊戲是需要技巧的。

　　當一個遊戲需要技巧時，參與者需要努力才能贏。下西洋棋是個靠技巧的遊戲。奧林匹克的各項運動競賽也是要靠技巧的。參與者需要運用他們的技巧才能贏。運氣可能有點幫助，但是技巧是最重要的。

　　許多時候，非常聰明、有技巧的參與者也會輸。他們會試著持續思考和保持冷靜。他們會試著從他們的錯誤中學習，讓他們下次能有贏的機會。

　　團隊運動常是靠著技巧和團隊合作。參與者需要為了一個目標一起工作，像是在籃球中的投籃得分，或是在棒球中的回本壘得分。

　　有時候我會玩需要技巧的遊戲。不論是我自己玩或是成為團隊中的一員，我會試著去贏。有時候，我會輸。輸或贏，我都會試著保持冷靜和友好的行為表現。■

故事 72　如何輸了遊戲卻贏得友誼？

　　孩子們常常玩遊戲。有時候我會跟別人一起玩遊戲。我可能會贏。而在其它時候，可能是別人贏。這是人們在玩遊戲時會發生的事情。

　　贏是一種很好的感覺，好的感覺容易掌控。輸的感受就比較難掌控。懂得如何面對輸的感受，可以幫助我維持友誼。

　　當孩子們玩遊戲時，他們喜歡覺得安全和舒服。如果和他們一起玩遊戲的人突然變得非常不高興，可能會讓他們覺得很害怕、不舒服，也就不會覺得遊戲有趣、好玩。為了這個理由，能持續良好地掌控感覺，是交朋友和維持朋友關係的一個方法。

　　隨著孩子長大，朋友會變得非常重要。所以孩子們學習在輸的時候要怎麼想、怎麼說話和怎麼做，讓他們在輸的時候能控制自己的行為。

　　首先，這裡有一些想法，可以幫助在遊戲中輸了的孩子有好的行為表現：

- 「我想要其他的孩子以後還想跟我玩。」

- 「雖然我輸了，但剛剛玩的時候還蠻有趣的！」

- 「我下次可能會贏。」

孩子也可以想其它事情，來幫助自己維持良好的行為。▶

第二，輸的時候要學習說：

- 「恭喜你贏了！」

- 「這是場好比賽！」

- 「做得好！」

- 「我還以為我會贏呢！」

- 「再玩一次！」

還有許多其它友善的話語也可以說。

第三，學習在輸了遊戲的時候也可以贏得友誼的方式。他可以：

- 慢慢地做個深呼吸。

- 請求再玩一次。

- 告訴贏的人他玩得很好，或是

- 選擇做別的事情。

重要的是，要試著掌控自己的行為或感覺，讓自己能維持好的行為表現！

我會試著練習在玩遊戲輸了的時候，想些、說些和做些讓我能贏得友誼的事情。■

故事 73 遊戲結束之後

　　許多人喜歡玩遊戲。大部分的情況下，如果遊戲當中有人贏了，遊戲就結束了。「我贏了！」代表遊戲結束了。

　　遊戲很有趣，但有個結束也是好的。這樣人們才可以離開去做別的事情。

　　偶爾有人贏，也是件好事。尤其是當大家都已經覺得有點無聊的時候，他們會很高興遊戲結束了。終於，他們可以離開去做別的事情了。這時候，大家都很高興有人贏，遊戲結束了，感覺就好像每個人都贏了一樣。

　　但也有的時候，遊戲真的很好玩，突然有個人贏了，遊戲就結束了。這是沒關係的！有人可以說：「我們再玩一次！」

　　大部分的時間，當有人贏了，遊戲就結束了。人們就可以離開去做其它的事情或是再玩一次。■

Chapter 7

霸凌：該怎麼思考？
該說什麼和該做什麼？

故事 74 認識霸凌

該怎麼想？該說什麼和該做什麼？

這是很重要的一章。這章中的所有故事都在告訴你該如何回應一個霸凌別人的孩子。這些故事告訴你該怎麼想、該說些什麼和該做些什麼。重要的是，先了解一些資訊。

大部分的同學都很良善。他們希望所有的同學都覺得安全和舒服。幾乎大部分的時間裡，良善的同學會說友善的話。幾乎大部分的時間裡，友善的同學會試著遵守這些規則和幫助他人。有時候，這些同學彼此也會犯一些社交上的錯誤，他們可能會忘了分享。有時候，良善的同學也會忘記遵守規則。他們會很快地想要更正，做正確的事情。成人會協助他們從社交錯誤中學習。

另外，有些為數不多的同學，會霸凌其他同學。他們嘗試傷害別人的身體、東西或是友誼。這些同學犯了嚴重的社交錯誤。他們對於自己的行為完全失去控制。▶

這章的故事將幫助我形成**團隊**。我的**團隊**成員和我會學習有關那些想要去霸凌別人的同學。我的**團隊**成員會幫助我練習，如果別人要霸凌我的時候，我該怎麼想、該說些什麼和該做些什麼。我們一起學習和練習，一起工作，好讓我每天在學校都能覺得安全和舒服。■

故事 75 什麼是霸凌？

有些同學會試著用讓人覺得不舒服、感到害怕或讓人覺得傷心的方式，來霸凌別人。他們試著霸凌那些比較弱小或是比較沒有權力的同學。如果有人試著要霸凌我，我要怎麼知道呢？如果出現以下的狀況，那就可能是霸凌了：

• 對我說一些不仁慈、不真實或是讓我害怕的話。

• 用不是我的名字叫我，或是用不良善的稱呼叫我。

• 用不良善或是令我害怕的話語寫字條給我。

• 傷害我的身體，例如：打、絆倒、踢、撞或推。

• 告訴其他同學不要跟我說話或不要跟我玩。

• 叫我做的事情是成人不會要求或想要我去做的。

• 要我給他們錢，但不要告訴成人。

• 一再犯像上面所提到的或者類似的錯誤。▶

一位同學也可能用其它許多不同的方式霸凌別的同學。沒有人可以完全預測到誰什麼時候會霸凌另一個人。也沒有人能夠正確地預測在霸凌的事件中，霸凌者會做出什麼樣的事情。我們只知道，霸凌者已經失控了。

　　重要的是，我應該要事先知道如果有人要對我霸凌，我該如何想、該說些什麼和該做些什麼。這樣，如果真的有人要霸凌我，我就可以準備採取那些行動。■

故事 76 哪些學生會霸凌其他同學呢？

霸凌有時候會讓人覺得非常困惑。尋求更多的資訊會幫助我了解。霸凌者可以是男生或女生。他的年紀可能比我大或比我小。霸凌者可能是獨自一人或是一群人。霸凌者可能：

- 做些讓其他人發笑的事情。

- 做些讓成人覺得傷心或生氣的事情。

- 做些我知道或猜想是錯誤的事情。

- 用不良善的表情或話語對待別人。

- 用不友善的表情和說令人感到困惑的話語。

如果我對霸凌感到困惑或是有疑問時，我可以向成人尋求更多的資訊。成人在許多年以前也當過小孩，他們記得同學中誰曾經霸凌過他們。成人也可以幫助我了解，目前是不是有人正嘗試對我霸凌。∎

故事
77

我的團隊

　　我知道，我的**團隊**裡的成人們非常關切霸凌這件事。他們會跟我一起努力來確保我的學校和鄰近社區是安全而且舒適的。我是我**團隊**中非常重要的一位成員，我和我**團隊**中的成員一起工作。我的**團隊**成員會幫助我完成這一章（第七章）。下面是我和我**團隊**的照片。我的**團隊**成員會在照片下方印出他們的名字。他們也可能用簽名的方式。

　　我的**團隊**成員正在進行很多的事情，好讓我的學校對所有的學生來說，是個安全且舒服的地方。他們正忙著研究和學習許多回應霸凌的新方法。即使是成人也需要學習新技巧。在這章的後半段，我的**團隊**成員會條列他們學到的事情。他們也會寫下他們正在進行哪些事情，好讓我們學校和鄰近社區對所有學生來說是安全且舒適的。■

故事 78 學習對霸凌做回應

　　有時候當我的**團隊**成員不在我身邊的時候，可能會有同學想對我霸凌。有時候當我**團隊**中的一位成員在我附近，但卻沒有看到霸凌事件時，可能會有同學嘗試對我霸凌。我可以學習如何對想要霸凌我的同學做出回應。我可以學習該怎麼想、該說些什麼和該做些什麼。

　　當一位同學試著霸凌另一位同學時，我們稱為霸凌企圖。我會跟我**團隊**中的一位成員一起複習下一頁中有關霸凌企圖的照片。我們會依照指示回答問題，並逐步地完成這個練習。▶

指示和問題：

1. 照片左邊的那位同學正企圖要霸凌另一位同學。請問，左邊那位同學有展現很好的自我控制嗎？

_____

_____

有時候，當一位學生沒有表現很好的自我控制時，成人會形容這樣的學生是「失去控制」。當一位學生企圖霸凌別的同學時，他或她是失去控制的。

2. 照片的右邊是另一位學生。這位同學是霸凌企圖的目標。我們的目的是要幫助這位同學表現出好的自我控制，幫助他知道該怎麼想、該說什麼，和該做什麼。想想看，是一位同學失去控制比較好或是兩位都失去控制比較好呢？

_____

_____

右邊的那位同學和許許多多的同學一樣，正在學習用好的自我控制來回應霸凌。在霸凌的事件中學習展現好的自我控制意味著：

1. 學習要想些什麼。

2. 學習要說些什麼。

3. 學習要做些什麼。▶

我會跟我**團隊**中的一位成員一起練習，先完成這章中的其它作業，再回過頭來完成這張照片的練習活動，寫下我回應霸凌企圖時，該怎麼想、該說些什麼和該做些什麼。■

回應霸凌企圖時，該怎麼想？

協助你回應霸凌企圖的三個步驟。

步驟一：冷靜地回想關於霸凌的事實要項，並且試著冷靜地想著一個讓人覺得平靜的畫面。

冷靜地回想關於霸凌的事實要項

這些事實是真的。回想這些關於霸凌的事實要項，會幫助同學保持冷靜。如果我被霸凌，回想這些關於霸凌的事實要項，會幫助我保持良好的自我控制。有許多關於霸凌的事實要項，以下僅列出三項供參考：

- 我成為霸凌企圖的對象，不是我的錯。

- 想對我霸凌的同學已經完全地失控了。

- 我不是唯一被霸凌的學生。

我可以選擇。我可以選擇要記住上面的一個、兩個或是全部三個事實要項，並且在下一頁代表想法的框框中寫下我的選擇。▶

冷靜地想著一個讓人覺得平靜的畫面

如果我被霸凌，想著一個平靜的畫面可能會幫助我保持冷靜，並且表現好的自我控制。我可以選擇或畫出一幅讓人平靜的畫面，放在下面代表我的想法的框框裡。

我**團隊**中的一位成員會幫助我練習回應霸凌企圖的步驟一。步驟一是冷靜地回想關於霸凌的事實要項，並且試著冷靜地想著一個讓人覺得平靜的畫面。■

故事 80　回應霸凌企圖時，該說什麼？該如何說？

協助你回應霸凌企圖的三個步驟。

步驟一：

步驟二：把該說的一句話，好好地說出來。

知道該說什麼，以及該如何說，可以幫助學生保持良好的自我控制。

該說什麼？

下面列了三個句子。我可以選擇其中一個句子。我會試著選一個最能代表我，而且對我來說是最容易說的句子。將這句話寫在下頁圖片的說話框內，這將是我回應霸凌企圖時會說的一句話。

- 「我聽到你說的。」

- 「我需要請你停止。」

- 「我不喜歡，請停止。」▶

我可以有選擇。我可以選擇一個句子，並寫在下面圖片的說話框內。

　　當我說了我所選擇的句子時，對我霸凌的同學可能會繼續講話。當一個人失控時，是可能發生這樣的情況。我已經說了我要說的句子，我就可以離開了。雖然那位同學還在說話，但離開企圖對我霸凌的人是件正確的事。這會讓我不犯錯，而且能維持良好的自我控制。▶

該如何說？

我可以回想關於霸凌的事實要項，以及可以幫助我保持平靜的畫面。我已經選好了要說的句子。當我說這句話的時候，我會試著：

- 將我身體的各個部位都維持跟我自己黏在一起，不去觸碰其他人或物品。

- 身體站直，頭不要低，抬起來。

- 說話的時候，使用平靜且受到良好控制的聲音。

- 維持安全距離。

- 說完要說的句子之後，就走開。

知道該說什麼，以及該如何說，需要很多的練習。我**團隊**中的成人可以幫助我練習步驟二：把該說的一句話，好好地說出來。■

回應霸凌企圖時，該做什麼？

協助你回應霸凌企圖的三個步驟。

步驟一：

_____

步驟二：

_____

步驟三：有人對我有霸凌企圖時，我要跟**團隊**中的一位
成人報告。

了解讓**團隊**成員其中一人知道的重要性、要跟他說什麼、該怎麼說，以及對誰說，會幫助我保持良好的自我控制。

我可以將我要對**團隊**成員報告的霸凌企圖，寫在下頁圖片的箭頭標誌內。▶

為什麼向團隊成員報告有人企圖對我霸凌是很重要的呢？

「報告」可以讓人們知道發生在其它地方的重要事件。通常當某人對別人霸凌時，並沒有成人在現場。有時候，可能有位成人在現場，但剛好沒看到霸凌的事件。我的**團隊**成員和我對於如何報告別人對我所做的霸凌企圖做了個計畫。這個計畫包括：決定要報告什麼、我可以如何報告、我要對誰報告。▶

報告什麼？

就像新聞播報員一樣，所有的學生都要學習如何謹慎地向成人報告霸凌的資訊。一個好的報告可以包括：

- 這個霸凌企圖在哪裡發生的？

- 這個霸凌企圖什麼時候發生的？

- 誰企圖對我霸凌？

- 在企圖對我霸凌的過程中，他對我說了和做了什麼？

如何報告？

我的**團隊**成員和我會計畫一下，立即報告那些會讓所有的成員都了解狀況的事實。

最好能在霸凌企圖發生之後，立即跟**團隊**成員報告。這樣比較容易清楚記得霸凌事件中的要點，這是非常重要的。

最好的「霸凌企圖報告」是根據事實。根據事實的報告會用真實的句子來描述企圖霸凌事件在哪裡發生、何時發生、是誰企圖對你霸凌，以及他做和／或說了什麼。一位學生離開他人企圖對他霸凌的事件之後，會立即根據事實向他的一位**團隊**成員報告。

計畫的第一部分是，決定同學如何將他人的霸凌企圖向他的**團隊**成員報告。有些同學會用說的方式向其中一位**團隊**成員報告他人企圖對他霸凌的這件事。有些同學會用寫的方式向其中一位**團隊**成員報告。有些同學用填寫報告的表格來向他的**團隊**成員報告別人對他的霸凌企圖。▶

每個**團隊**都有自己最好的方式。我和我的**團隊**成員會填寫下表第 3 點的部分，這樣就完成了我們計畫的第一部分。

我們計畫的第二部分是決定誰將接收我的報告。我**團隊**中的每位成人接到我的報告時，都知道該如何協助我。有時候，我**團隊**的其中一位成員可能生病了或正好在其它地方。這是沒關係的，因為還有其他的**團隊**成員在。將**團隊**成員按順序列出來。我會先跟最上面那位成員報告。如果他不在附近，我會跟下一位成員報告。依此類推。重要的是我向**團隊**中的一位成員報告了。■

我的團隊計畫──報告霸凌事件

我會試著：

1. 立刻報告霸凌事件。
2. 利用霸凌事實要項來報告霸凌企圖。
3. 藉由下面的方式來報告霸凌企圖：

團隊中的成人會試著：

1. 馬上聽或讀我的報告。
2. 如果有需要，會釐清霸凌的事實。
3. 採取有幫助的行動。

_____

_____

我會跟下列人員報告：

1. _____。如果他不在附近，我會跟下列那位報告：

2. _____。如果他不在附近，我會跟下列那位報告：

3 _____。

我的**團隊**知道如何回應 霸凌企圖

由我的**團隊**成員提出據實報告：

_____

_____

（團隊成員在上面的線上簽名。）

這個部分由團隊成員中的成人完成。

　　我的**團隊**成員已經了解許多關於如何回應霸凌企圖的事。例如：我**團隊**中的成人知道：

1. _____

2. _____

3. _____

▶

我的**團隊**成員知道：如何幫助所有的學生在我們校園和鄰近社區覺得安全和舒服。我的**團隊**成員有：

1. _____

2. _____

3. _____

這個部分由_____**完成**

我的**團隊**成員知道如何回應霸凌企圖。我也學會如何回應霸凌企圖的三個步驟：

步驟一：_____

步驟二：_____

步驟三：_____

我的**團隊**成員和我已經學會用這三個步驟，來回應別人對我的霸凌企圖。現在我們可以一起填寫在故事 78 中，該怎麼想、該說些什麼和該做些什麼圖案中空白的部分（第 171 頁）。

世界上有許多人正在學習霸凌的議題。有些人藉由閱讀書冊和演練來學習。所有的人都藉由一起工作來學習。回想前面我的**團隊**成員所學習到的！我們會一起繼續練習。∎

Chapter 8

了解成人

故事 83 成人是持續增長年齡的孩子

　　許多孩子隨著成長，學習著去了解成人。我是個孩子，我也正在學習了解成人。了解成人，會讓我跟他們一起工作和遊戲時變得容易些。

　　成人是年紀比較大一點的人。在很多年前，他們都曾經是小孩。如果他們在世上的時間不是那麼久，他們就還是小孩。這不是他們能控制的，他們不能決定要變成成人。這不是他們能做的選擇。他們只是繼續成長，年紀繼續增加。

　　有時候，可以把成人想成年紀很大、很大、很大的小孩。小朋友喜歡好玩的事情，成人也是。小孩喜歡吃他們喜歡的食物（和點心——不太能算是正餐或有營養的食物），成人也是。孩子們喜歡玩耍，成人也一樣。孩子們有情感，成人也一樣。把成人想成年紀很大、很大、很大的孩子，可以幫助我記得每位成人都曾經是像我一樣的小孩。如果我試著記得他們也曾經當過小孩，我會比較容易了解成人。

　　將來，我也會變成成人。每天我都比前一天更接近變成成人，生命的轉輪已經開始轉動。在變成成人之前，我會試著記住，成人也曾經是孩子。這會幫助我更容易了解成人。■

故事
84
學習尊重成人

成人比我先來到這世上，他們出生的日期在我之前。

很重要的是，讓孩子們了解成人就是成人，他們已經來到世上很長的時間了。他們閱讀的、研究的和了解的都比我多。因為這個緣故，會由成人來做大部分的決定。這就是人在地球上的生活。

有時候，小朋友希望可以做成人的決定。當成人還是孩子的時候，他們也有過同樣的願望，希望可以像成人一樣做決定。現在他們是成人了，他們了解做決定是件不容易的事情。這樣的了解，可以幫助孩子們更容易尊重成人和他們所做的決定。

我是個孩子，我正在學習了解成人。成人來到世界上已經有很長的一段時間。他們有很多的經驗。他們也知道很多的事情。我會試著尊重成人和他們所做的決定。■

故事 85 成人了解每件事情嗎？

對孩子來說，成人看起來好像知道每一件事情。成人知道在早上時，如何準備好要出門。他們知道如何開車。大部分的成人了解夠多的事情，讓他們可以應付每一天，而不需要查書或上網尋找協助。

對孩子來說，成人看起來好像總是知道要做什麼。事實上，成人有時也會弄錯，例如：開車時轉錯彎或走錯路，或是把艾倫叫成艾弗林。他們也可能會有不知道要怎麼解決的問題。大部分的時間，這是沒關係的。所有的人都有搞錯的時候。

成人並不了解所有的事情。大部分的成人知道到哪裡找他們所需要的資訊。他們知道到哪裡找協助。知道要到哪裡找資訊或是如何獲得協助，是需要練習的。有些成人會比其他成人更懂得找資訊和協助。

有時候，成人看起來好像知道每件事情。事實上，成人並不知道每件事情。這是沒關係的。■

故事 **86**

為什麼媽媽和爸爸要養育孩子？

　　媽媽和爸爸養育孩子，是因為他們已經準備好要這麼做了。在這個例子裡，準備好的意思是他們具備了完成這項工作所需要的東西及能力。

　　照顧小寶寶需要知道很多事情。媽媽和爸爸知道如何讓小寶寶安全、怎麼餵奶、怎麼換尿布和衣服。媽媽和爸爸也知道什麼時候該讓小寶寶睡午覺了。媽媽和爸爸知道如何照顧小寶寶。▶

照顧小寶寶需要知道很多事情。媽媽和爸爸知道如何讓小寶寶安全、怎麼餵他們、怎麼教導他們上廁所和洗澡。媽媽和爸爸知道什麼時候說「可以」或「不可以」。他們知道如何唸睡前故事。媽媽和爸爸知道如何照顧小寶寶。

要照顧年紀大一點的小孩，也需要知道很多事情。媽媽和爸爸知道如何讓年紀大一點的小孩安全、如何送他們上學和參加其它的活動。媽媽和爸爸知道夠多的事情，來決定什麼事是沒關係的，而什麼不是。媽媽和爸爸知道如何照顧年紀大一點的小孩。

媽媽和爸爸非常愛他們的孩子。在養育孩子的過程中，「愛」是非常、非常重要的。

祖父母也知道很多關於孩子的事情。許多年以前，他們養育爸爸和媽媽。他們知道如何疼愛和養育孩子。但是因為祖父母年紀都有點大了，他們會比較早退休。有時候，祖父母會有用完耐力的時候。耐力就是能讓人持續進行的精神和力氣。通常爸爸、媽媽會比祖父母有更多的耐力。

媽媽和爸爸養育孩子，因為他們已經準備好要這麼做了。在這個例子裡，準備好的意思是他們具備了完成這項工作所需要的東西及能力。

故事 87 成人做許多重大的決定

成人做許多重大的決定。有些人認為，最重大的決定都是為其他人所做的決定。爸爸和媽媽是成人，他們為孩子做許多的決定。老師是成人，他們為學生做許多的決定。

小孩隨著年紀的增長，他們能為自己做更多的決定。小嬰兒沒辦法做許多的決定，學步兒比小嬰兒可以做多一點的決定。學齡前的小朋友比學步兒可以做更多一點的決定，依此類推。青少年可以比他們年紀還小的時候做更多的決定，但是比他們成為成人時能做的決定還是少了些。

成人每天可以做許多重大的決定。成人決定他們的孩子什麼時候可以吃點心或是糖果。他們決定他們的孩子在做完功課以前玩電腦遊戲是不是恰當的。老師決定幫助學生學習的最好方式。如果要把成人所做的重大決定都列出來，那張清單會非常、非常、非常、非常的長。▶

小孩可以在做決定的過程中提供協助。有時候在成人想事情的時候，小孩能保持安靜會很有幫助。偶爾，成人會在做決定之前詢問小孩的想法，例如：爸爸、媽媽會問他們的孩子想去哪裡度假。當成人做出一項重大的決定時，如果小孩能尊重成人的決定就是幫了個大忙。

　　成人每天會為其他人做許多重大的決定。小孩可以在成人做決定的過程中提供協助。■

它可能不是很有趣，
但是卻需要被完成

　　我正在學習負責任。負責任就是完成某些可能不是很有趣，但是卻需要被完成的活動。

　　有些活動是很有趣的。許多人認為看一場好的電影是有趣的。在 A 清單裡列了三個我認為做起來是有趣的活動，和我喜歡做它們的理由。一位成人可以協助我完成：

A 清單：有趣的活動

1._____

　　我喜歡做這個活動，是因為_____

2._____

　　我喜歡做這個活動，是因為_____

3._____

　　我喜歡做這個活動，是因為_____

▶

有些工作可能不是很有趣，但是卻需要完成。許多人認為倒垃圾並不有趣，但需要有人去倒垃圾，不然家裡聞起來會有垃圾的味道。請在 B 清單裡列出三項並不有趣的工作，以及需要完成它們的理由。

B 清單：可能不是很有趣，但是需要被完成的工作

1. _____

    它需要被完成，是因為_____

2. _____

    它需要被完成，是因為_____

3. _____

    它需要被完成，是因為_____

有時候，爸爸、媽媽決定孩子們需要先完成 B 清單裡的工作，才能進行從 A 清單裡選擇的活動。這是成人需要做的決定。這樣的決定也可以稱為教導孩子們負責任。

我正在學習負責任。當一位成人決定某件工作需要被完成時，我會試著先完成那項工作，再進行 A 清單裡的活動。■

它很有趣，但是現在
這個活動已經結束了

有時成人會跟孩子玩一個有趣的活動。也有的時候，孩子們會自己進行好玩的事情。

所有好玩的活動都有結束的時候。成人已經習慣好玩的活動會有結束的時候。所以，他們常常能比孩子們處理得更好。漸漸地，孩子們也學習著去結束好玩的活動。

如果知道一個好玩的活動何時需要結束，會有所幫助。因此，一位成人可能會說：「幾分鐘後，我們會收玩具。」這就代表遊戲時間快要結束了，但是現在還沒有結束。

過了幾分鐘，有位成人可能會說：「剛剛很好玩，可是現在我們要收拾了。」這是個特別的句子。它代表著，好玩的活動現在就要結束了，該是把東西放回去的時候了；接著進行下一個活動或工作的時間就要到了。▶

有時候孩子們會想，還會有別的時間可以玩好玩的活動。這將幫助孩子們保持冷靜和合作。他們是對的，還會有別的時間可以玩有趣的活動。

　　當我聽到這個特別的句子：「剛剛很好玩，可是現在我們要收拾了。」我會試著想想未來好玩的時光。當一個好玩的活動結束時，我會試著保持冷靜和合作。■

同意

　　孩子們有許多想法。孩子們對於他們想做的事情有許多想法。孩子的想法可能需要成人的決定才能實現。遇到這種情況時，孩子就需要得到成人的同意。

　　同意是成人給予孩子的。可是所給的不是像玩具或巧克力那樣的東西。同意是成人認為孩子們可以將他們的想法做出來。有時候孩子們可以得到成人的同意，有時候得不到。

　　下面有兩個例子：

　　安東尼有個想法。他想讓他的倉鼠傑士伯到籠子外面。這是安東尼的媽媽才能決定的事情。所以安東尼問他的媽媽：「我可以讓傑士伯到籠子外面嗎？」安東尼的媽媽回答：「現在不行！」現在不行的意思是，在現在這個時間點上是不可以把倉鼠傑士伯放出來的。於是傑士伯留在牠的籠子裡。

　　布魯克林想摘花。他問爸爸：「我可以從我們家的花園摘一朵花嗎？」他的爸爸回答：「可以！」可以的意思是，布魯克林可以在他們家的花園裡摘一朵花。如果摘超過一朵的花可能會是個問題，因為布魯克林只得到爸爸的同意去摘一朵花。

　　有時候孩子希望得到成人的同意時，會得到「不可以」的答案。有時候孩子希望得到成人同意時，會得到「可以」的答案。▶

當孩子的想法需要成人的決定才能實現時，孩子就需要得到成人的同意。有時孩子可以得到他們所需要的同意，有時得不到。得到或得不到成人的同意，都是人在地球上的生活。■

故事 91 許多成人喜歡說：「好」

孩子們有許多想法。孩子們對於他們想做的事情有許多想法。孩子的想法可能需要成人的決定才能實現。遇到這種情況時，孩子就需要得到成人的同意。

孩子們可能會驚訝地發現，大部分的成人喜歡盡可能地回答：「好。」對很多成人來說，給予同意和說「好」是件有趣的事情。這比說「不可以」有趣多了。很久以前，當成人還是小孩的時候，他們也需要得到成人的同意。他們記得當成人對他們說「好」的時候，有多有趣！現在，他們也希望能像當時那麼地有趣。

但是，成人也可能決定說：「不可以！」這是成人需要做的決定。他們可能希望能說「好」或「可以」。但是他們是成人，他們也學習了很多事。成人的工作是盡可能地想出和做出最好的決定。這就是為什麼成人可能會說「不可以」的原因。

孩子們有許多想法。有一些想法是需要得到成人的同意。對許多成人來說，給予同意是有趣的。想出和做出最好的決定，是成人的工作。偶爾他們最好的決定不是「好」或「可以」，而是「不可以」。■

故事 **92**

三種說「好」或「可以」的方式

孩子們有許多想法。孩子們對於他們想做的事情有許多想法。孩子的想法可能需要成人的決定才能實現。遇到這種情況時，孩子就需要得到成人的同意。

有時成人可能是在表達可以，卻沒有真正說出「可以」這兩個字。這可能會讓孩子覺得有點搞不清楚。

有時候成人會說：「當然好啊！」當然好啊是當然可以的意思。成人非常肯定地給予同意。成人對於給予同意覺得非常有信心，這也代表著同意在這個情況下其實是不需要的。以下是個例子：

傑克問：「爸爸，我可以現在寫功課嗎？」

爸爸回答：「當然好啊！」▶

有時候，成人會說：「OK！」OK！也是可以的意思。OK！也許代表這次可以，但不代表每一次都是可以的。這位成人覺得可以給予同意，下面是個例子：

傑克問：「爸爸，我可以和安祖一起寫功課嗎？」

爸爸回答：「OK！」

另一種成人常用來說可以的方式是：「我想，應該可以吧！」這代表可以，但也有很好的理由可以說：「不可以。」這位成人對於給予同意，覺得有一點點不太妥當。這就是為什麼當成人說：「我想，應該可以吧！」孩子們會很快地採取行動。

傑克問：「我可以先看一個電視節目再寫功課嗎？」

爸爸回答：「我想，應該可以吧！」

當孩子有想法，並想取得成人的同意時，成人可能會說「可以」。只是有時成人給予同意的方式，會讓小孩覺得有點搞不清楚。了解當成人說：「當然好啊！」、「OK！」或「我想，應該可以吧！」 代表什麼意思時，這樣會有幫助。這些回答方式也是了解成人可能在想什麼的一些線索。■

故事
93

如果成人的回答是「不可以」，孩子還是有希望的

我有許多想法。我對於我想做的事情有許多想法。我的想法可能需要成人的決定才能實現。遇到這種情況時，很重要的是，我需要試著得到成人的同意。有時候成人會說：「不可以！」如果成人的回答是「不可以」，還是可能有其它的希望。

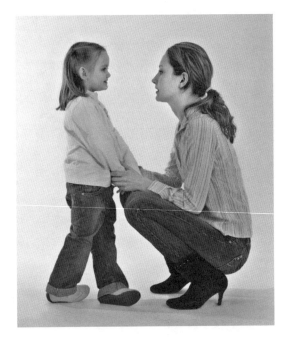

有時候，當成人說「不可以」，可能表示我現在很累，沒辦法做那件事情。還是有希望！也許明天等成人比較不累的時候，他會說：「可以！」

有時候，當成人說「不可以」，可能表示那是不安全的。還是有希望！也許可以把它變得對我比較安全一點。▶

有時候，當成人說「不可以」，它可能表示過一段時間，答案將是「可以」。還是有希望！時間會流逝，稍後的時間幾乎總會到來。

有時候，當成人說「不可以」，它可能表示我們沒有足夠的錢去買那樣東西。還是有希望！也許等我們將來存夠錢就能買了。

有時候，當成人說「不可以」，它可能表示不行！我永遠沒辦法允許。還是有希望！世界上還有很多其它可以做的事情。

當成人必須說「不可以」的時候，成人會很希望孩子能試著保持平靜。這樣，雖然成人的回答是「不可以」，但是其它的事情都還是可以的。而且，成人也比較可能對孩子的其它想法給予同意。

我有許多想法。有時候成人會說「不可以」，我會試著想：「還是有希望！」並且保持平靜。■

Chapter 9

家和社區

故事
94

搬到新家

我和我的家人要搬到新家。
我們的搬家計畫有三大步驟：

- 打包我們的家具，並且把
  其它東西都放進箱子裡。

- 把我們的家具和裝了東西
  的箱子搬到新家。

- 把家具和其它東西放到新
  家中它們該放的位置。

我要搬到新家了。我可以打
包一些我的玩具和東西。這是我
的搬家計畫，有三大步驟：

- 打包——我們會把我大部分的玩具和其它東西放進箱子裡。

- 搬——我們會把箱子搬到新家去。

- 歸位——我們會把我的玩具和東西放到新家中它們該放的位置。

有個搬家計畫是很好的。我的家人和我為我們搬到新家做了個搬家
計畫。∎

故事 95　搬到新社區

　　我的名字是梅森。我住在美國康乃狄克州的希爾頓市。我爸爸有個新工作在南達科塔州的嘉樂德森市。我的家人和我要搬到嘉樂德森市的新家。

　　我從來沒去過南達科塔州的嘉樂德森市。我的媽媽和爸爸曾經去過嘉樂德森市兩次。他們第一次去是為了尋找新家，第二次去是為了買我們的新家。他們拍了許多照片。這些照片都放在我的「搬到嘉樂德森市」的本子裡面。

　　在嘉樂德森市，我們也會進行很多像現在一樣的活動和差事。我們會在嘉樂德森市內和它周圍地區進行這些活動。

　　我現在就讀拉法葉小學。在嘉樂德森市我會就讀嘉樂德森小學。我的本子裡有這兩間學校的照片。

　　我現在都是去雷和班的髮型造型店裡剪頭髮。在嘉樂德森市我會到布萊登購物中心的理髮店剪頭髮。我的本子裡也有這兩間店的照片。

　　我的家人現在都在碧吾超級市場買菜。在嘉樂德森市我們會在嘉樂德森食品中心買菜。我的本子裡也有這兩家超市的照片。

　　我的名字是梅森。很快地我就會住在南達科塔州的嘉樂德森市了。住在那邊以後，我會去那邊的學校上學，在那邊的理髮店剪我的頭髮。我的爸爸、媽媽也會在那邊的超市裡買東西。嘉樂德森市會變成我的新社區。∎

故事
96

在福萊特家中，誰懂得什麼事情？

福萊特知道很多事情。他知道很多關於恐龍的事情。他也知道很多關於他家人的事情。他的爸爸是幫別人蓋房子的人。他的媽媽是位牙醫。福萊特的姐姐艾瑪每天都會寫日記。

福萊特的家人中，有人知道怎麼幫別人蓋車庫。你猜會是誰呢？

福萊特的家人中，有人知道很多關於蛀牙的事情。你猜會是誰呢？

福萊特的家人中，有人知道到哪裡可以找到打開艾瑪日記的鑰匙。你猜會是誰呢？

福萊特知道很多關於他家人會做的事情。那些事情可以提供他線索去猜猜看家人中誰懂那些事情。■

洗我的手

有時候，我的手很髒。我的手一整天都在觸碰有細菌的東西。我的手接觸門把、鉛筆和許多其它東西，這些東西上面都有細菌。我無法看見或感覺到我手上的細菌，這是因為細菌很小很小。雖然我看不到細菌，我卻可以把它們洗掉。用香皂和水洗手，可以幫忙把細菌殺死。

下面列出當人們洗手時，可以遵循的步驟：

- 走到洗手台。

- 打開水。

- 將手沖溼。

- 把香皂放在手上。

- 兩手一起搓香皂。

- 將手上的泡泡沖掉。

- 關水。

- 擦乾手。

洗手是一個健康的習慣。我會試著遵循這些步驟來洗我的手。■

故事 98　為什麼人們要泡澡或淋浴？

人們泡澡和淋浴。自從西元前 3,300 年人們就開始洗澡了。在羅馬帝國時期，人們開始天天洗澡。了解人們為什麼要泡澡或淋浴，可以幫助我比較容易去泡澡或淋浴。

歷史上充滿了關於浴缸和洗澡的故事。古時希臘的發明家阿基米德（Archimedes）注意到當他進入浴缸時水位會升高，於是他開始用物體所造成他浴缸水位的差距，來測量物體的大小。這可能是個有趣的故事，但它也是個使用浴缸的特別理由。在歷史中，有許多人藉由泡澡或淋浴來清潔自己的身體。但是，他們為什麼要這麼做呢？

人們用泡澡來清潔自己的身體，或是讓自己覺得舒服或聞起來味道更好。保持乾淨、洗去髒污和細菌，是個健康的習慣。對許多人來說，身體髒髒的會不太舒服，還會有點癢。有時候身體髒髒的也會有不太好的味道。泡澡或淋浴可以讓他們的皮膚再次感覺舒適，也讓他們聞起來味道更好。

人們也因為其他人而洗澡，他們關心別人會怎麼想。既然許多人都認為保持乾淨是舒服的，那麼靠近不乾淨或是有不好味道的人，都會讓他們覺得不舒服。許多人都不想長期靠近不乾淨或有不好味道的人。而且，他們可能不想和常常不乾淨或是有不好味道的人當朋友。所以，人們常常泡澡或是淋浴，好讓別人覺得舒服。▶

人們洗澡有很長的歷史了。我是歷史的一部分。當我泡澡或是淋浴時，我可能會覺得舒服一點，別人也會覺得舒服一點，而我也在歷史上留下了標記。■

故事 99 淋浴十步驟

許多人用淋浴來清潔自己的身體。常常有人會說，「我要去沖澡了！」這意思是說，我要用淋浴來清潔自己。很快，我也要學著自己淋浴了。

下面列了許多人在家淋浴會遵循的步驟。它說明了他們做了什麼，以及為什麼這麼做。

淋浴十步驟

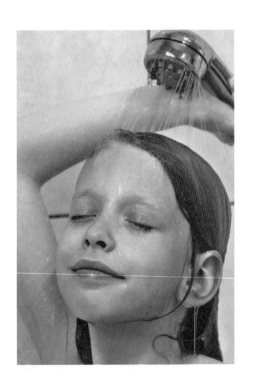

- 進入浴室、關上門。關上門讓淋浴的人保有隱私。

- 脫衣服。脫衣服會讓衣服保持乾燥。

- 打開水和調整舒適的水溫。如果水太熱或太冷，會讓淋浴的人不舒服（註：有人會先開水龍頭將水溫調到讓他們覺得舒服的溫度，再轉換為由蓮蓬頭出水）。

- 看看水是不是能從蓮蓬頭流出來。▶

- 小心地進入淋浴的地方，溼地板可能會讓人容易滑倒。

- 用洗髮精洗頭、用水沖掉洗髮精、抹潤絲精、用水沖掉潤絲精。洗髮精是特別為洗頭髮做成的洗劑。潤絲精會讓頭髮比較容易梳理。使用洗髮精和潤絲精後，充分地用清水沖洗乾淨，是讓頭髮和頭皮清潔和舒服的重要步驟。

- 用香皂清洗皮膚，會讓身體乾淨。充分地用清水沖洗乾淨，是讓皮膚清潔和舒服的重要步驟。

- 淋浴完成後，關掉水，可以節省水和能源。

- 用毛巾擦乾皮膚並且把毛巾掛起來。擦乾的皮膚會覺得乾淨的衣服更舒適。把毛巾掛在它應該掛的位置，可以保持浴室的整潔。也可以避免別人對你說：「請回來把你的毛巾掛好！」

- 穿上乾淨的衣服。把髒衣服拿出浴室，這樣可以保持浴室的整潔。

　　我可以用這十個步驟來學習淋浴。我的媽媽和爸爸知道怎麼淋浴。如果我對於淋浴有疑問，他們知道怎麼為我解答。經過許多練習，我可能不需要再看這些步驟了，或是不需要我的媽媽和爸爸的協助了。我將學會如何自己淋浴！■

故事
100

縮短淋浴的時間，
讓別人也可以用浴室

我們家有兩間浴室。一間是媽媽和爸爸用的浴室。另一間是我、我的姐姐艾蜜莉和我的弟弟奧斯丁共同使用的浴室。

我的姐姐艾蜜莉會使用我們浴室的馬桶、洗手台和蓮蓬頭。

我的弟弟奧斯丁會使用我們浴室的馬桶、洗手台和蓮蓬頭。

我會使用我們浴室的馬桶、洗手台和蓮蓬頭。

我們每一個人都需要上廁所、洗澡和刷牙。因此，為了公平起見，我們每一個人都有需要使用浴室的時間。

縮短洗澡的時間可能會有所幫助。當艾蜜莉縮短她淋浴的時間，奧斯丁或我就能夠快點用到浴室。當奧斯丁縮短他淋浴的時間，艾蜜莉或我就能快點用到浴室。當我縮短淋浴的時間，艾蜜莉和奧斯丁就能快點用到浴室。縮短淋浴的時間對共用浴室有幫助。

為了和艾蜜莉、奧斯丁共用浴室，我會試著縮短我淋浴的時間。∎

故事 101　如何縮短淋浴的時間？

有時候縮短淋浴的時間是很重要的。下面列了一些點子，讓縮短淋浴時間更容易或更好玩：

- 完成淋浴的步驟，不在浴室裡玩。

- 用鬧鐘或計時器定時十分鐘，試著在鬧鈴響之前完成淋浴的步驟。

- 在唱完三首歌之前完成淋浴。在錄放音機裡預錄三首喜歡的歌。在第一首歌播完之前，洗完頭髮。在第二首歌播完之前，洗完身體。在第三首歌播完之前，擦乾頭髮和身體，並穿上乾淨的衣服。

在我家，縮短淋浴的時間很重要。先做計畫將有所幫助。我可以試著用上面其中一個方法來幫助我縮短淋浴時間。或者，我的爸爸、媽媽或我可以想出其它的方法。不論我們決定用哪個方法幫助我，我會試著縮短淋浴的時間，讓別人也有機會可以使用浴室。■

故事
102

關於髒亂的事實

　　我的家人住在一間房子裡。我們在這裡吃、喝、洗澡、睡覺、穿衣服、玩耍和工作。有時候我們會弄得一團亂。

　　當我們吃東西的時候，會弄髒湯鍋、平底鍋和盤子。這可能會弄得一團亂。

　　當我們準備要睡覺，我們會脫下衣服、穿上睡衣、刷牙、找睡前故事和找我的玩偶烏龜慢吞吞。這可能會弄得一團亂。

　　當我們上床睡覺，床單會變得皺皺的。早上的時候，我們的睡衣有時候會在地板上。已經開始變得一團亂了！

　　當我們穿衣服的時候，東西會變得更亂。

　　我的家人喜歡玩耍，這可能會弄得一團亂。

　　有時候媽媽和爸爸會到外面去整理院子。這會不會弄得更亂呢？

　　有件關於髒亂的事實是：直到有人去收拾，不然一團亂還是一團亂。

　　有人可能會坐在那裡，看著那一團亂，希望這團亂會消失不見。但沒有那個人幫忙清理，髒亂會永遠在那邊。

　　關於髒亂的事實是：只有人能夠讓它們消失。∎

故事 103

在家中用尊重的方式再說一次

　　我正在學習尊重。尊重能幫助我家中的每一位成員覺得重要、舒服和安全。用尊敬的態度跟爸爸、媽媽說話是一種技巧。這種技巧需要練習。

　　有時候，孩子們會犯跟尊重有關的錯誤。孩子可能會用不尊重的語氣或字眼。不尊重地跟爸爸或媽媽說話是個錯誤。

　　爸爸、媽媽希望他們的小孩覺得舒服和快樂，並且能用尊重的方式跟其他人相處。如果我的哥哥、姐姐或我犯了跟尊重有關的錯誤，我的爸爸或媽媽會說：「請用尊重的方式再說一次。」

　　「用尊重的方式再說一次」，給我們很重要的第二次機會。它讓我們有機會想一想。接著，我們試著用比較平靜的聲音和願意合作的語詞再說一次。我們會試著用尊重的方式再說一次相同的事情。

　　如果我的爸爸或媽媽對我說：「請用尊重的方式再說一次。」這表示我已經犯下了跟尊重有關的錯誤。我會想一想，並且用比較平靜的聲音和願意合作的語詞再說一次。我會試著用尊重的方式再說一次。▶

許多小孩犯了跟尊重相關的錯誤。經由練習，他們會學習如何用尊重的方式跟他們的爸爸或媽媽說話。■

故事 104 保母是什麼？

我的名字是喬瑟夫。有時候我會跟保母在一起。保母是一個照顧小寶寶或是小孩的人。

媽媽和爸爸請保母到我家。當他們沒辦法在家的時候，他們試著挑選能好好照顧他們的小孩的保母。

保母會在爸爸、媽媽離開前就到我家。爸爸、媽媽回來之後，保母才會離開。

有時候我會到保母家，直到爸爸或媽媽來接我。這是沒關係的。我的媽媽和爸爸去做別的事情。不管他們在做什麼，他們知道我在哪裡，而且知道怎麼來接我。

有時候我會跟保母在一起。保母是當我爸爸、媽媽不在時會照顧我的人。■

故事 105 我的保母了解我

我有許多位保母。他們閱讀關於我的故事。他們了解我。

我的保母知道我喜歡湯瑪士小火車。

我的保母知道我睡覺時需要大象哈比陪伴我。

我的保母知道大象哈比在哪裡。

我的保母知道我喜歡的食物和如何準備它們。

我的保母知道我喜歡的睡前故事是放在爸爸製作的大象書架裡。

我的保母知道走廊的燈要保持亮著。

我的保母知道要把吸塵器放在衣櫥裡。

我的保母知道上面提到的以及更多的事情。她知道如何照顧我直到媽媽和爸爸回到家為止。■

故事 106 往上移動的手扶梯

在我們的社區裡，大家共用上樓的手扶梯。手扶梯是一組會移動的樓梯。手扶梯是個將人們從一層樓移動到另一層樓的好方法。

爬樓梯時，人們從一個階梯移動到另一個階梯。搭乘往上移動的手扶梯時，人們選擇站在一個階梯，然後搭乘它往上升。

為了安全，很重要的是搭乘手扶梯時要扶著扶手。扶手會跟著階梯以相同的速度移動。這讓搭乘往上移動的手扶梯的人覺得舒適和安全。

以下是如何搭乘往上移動的手扶梯的步驟：

• 慢慢地接近手扶梯的最下層。

• 短暫地停留，決定要搭乘哪個空的階梯。

• 把一隻手放在那個空階梯旁的扶手上。

• 往上看，一隻腳踏在那個空階梯上，再放上另一隻腳。這可能會是一大步。

• 搭乘。為了搭乘的安全，請停留在同一個階梯上。

• 請繼續扶著手扶梯，直到階梯接近上面的樓層。

• 到了上面，快要接近目的地時，階梯會開始變平坦且滑入著地點。當這個現象發生時，請放開扶手，並且邁步走離開手扶梯。▶

大部分的手扶梯都夠寬，能夠讓兩個人共乘在同一個階梯上。有時候我可能單獨一個人在一個階梯上。有時候，我的媽媽、爸爸、姐姐或是其他我認識的人可能會跟我共搭一個階梯。

偶爾，有很多人要搭乘手扶梯。有人排隊等著搭乘手扶梯，幾乎所有手扶梯的階梯上都站滿了人。當這樣的情況發生時，我可能會被告知要跟別人共同搭乘一個階梯。手扶梯到達目的地時，很重要的是要往前多走幾步再停下來，這會讓後來的人有空間可以離開手扶梯。

我社區的人們安全地共同搭乘往上移動的手扶梯。我也會試著安全地共同搭乘手扶梯。■

故事
107

在賣場的美食街吃東西

　　我的家人正要去賣場。我們可以在美食街吃東西。美食街是個很大的地方，有著許多餐廳和一個大的空間，可以讓人們自己找空位坐著吃東西。人們可以選擇自己所喜歡的餐廳點餐，然後再找空位子坐下來吃。

　　美食街有許多選擇。我的每一位家人都可以選擇他們最喜歡的餐廳點餐，然後拿著食物圍著同一個桌子吃。我的家人可以選擇用這個方式使用美食街，但這是我父母需要做的決定。

　　美食街的餐廳是速食餐廳。在這裡工作的人們需要很快速地工作。他們問問題的速度很快，他們填寫點餐表的速度很快，工作人員也希望顧客可以很快地做選擇。

　　我的媽媽或爸爸可以幫助我買我要吃的食物。我們可以遵循下面的步驟：

• 選擇一家餐廳並且走過去。▶

- 排隊。我們也可能是排在第一個的人。但如果有其他人排在我們前面，他們會比我們先點餐。如果排在我們前面的人很快地看了我們一眼，這可能表示我們站得靠他太近了。很難判斷他是不是因為這樣才看我們，但是往後退一步通常會有所幫助。

- 點餐。要知道何時可以點餐，可以仔細地看點餐的工作人員。當輪到我們點餐時，這位工作人員會看著你。他們也可能說一些話，但他們可能會說得很快。例如，他們可能會說：「您要點什麼？」或是「輪到您了！」聽到點餐人員說這些話或看著我們，或是我們已經跟著隊伍前進到站在點餐人員的面前，這些都表示該我們點餐了。

- 拿托盤。媽媽或爸爸可能會幫忙我拿。

- 選擇一個位置坐下。我的媽媽或爸爸可能已經在我們所選擇的桌子那邊等我們了。

在賣場，我的家人可能會在美食街吃東西。■

故事 108 這個地方人真多！

我居住的社區裡有商店和餐廳。有時候這個地方會非常忙碌。有一些線索可以讓我們知道這個地方很忙碌。這個地方可能很忙碌，如果：

- 有很多的人。

- 人們需要放慢移動的速度。

- 走路時，需要停下來讓別人通過。

- 有一條或更多條的排隊隊伍。

- 有許多噪音，不僅僅只是聲音而已。

- 我的媽媽不像平時那麼常笑。

- 跟我一起去的人說：「好多人啊！」

有些人喜歡忙碌的地方，有些人不喜歡忙碌的地方。當我的父母進入一個很忙碌的地方，他們可能決定要留下來，或者他們也可能決定改天或晚點再來。這是因為對有些父母來說，他們可能很難在一個忙碌的地方保持冷靜和快樂。▶

如果一個地方很忙碌，我們可能會改變計畫。這是沒關係的。另外再找個時間，等這個地方人少一點時再來，可能會更有趣。

在社區裡，我們可能會到一個很忙碌的地方。我們可能決定要留下來，或是決定晚點或改天再來。■

Chapter 10

學校

故事 109　今天是上學日嗎？

上學的日子我會到學校上學。通常星期一、星期二、星期三、星期四和星期五是上學的日子。但有些時候，我的學校（因特殊原因）停課，學生是不用上學的。

一年之中有許多假期。有些假期長，有些假期短。這些假期都寫在學校的行事曆上。

有些特別的日子，我學校的老師們會到學校上班，但學生不用上學。這些日子稱為教師訓練或是教師工作日。通常這些日子也會寫在學校的行事曆上。

冬天，可能會下很多的雪，或者也可能會結冰。如果氣候讓車子或是巴士在路上很難前進或是不能安全地行駛，我的學校會停課，學生也不用上學。這些日子稱為下雪日。冬天裡，人們預期可能會有幾天的下雪日。但這些日子並沒有列在學校的行事曆上，因為沒有人知道雪會不會大到不用上學。我的爸爸、媽媽會收看當地的新聞，來了解有關下雪日的訊息。▶

有時候，到底今天或明天是不是上學的日子，會讓我搞不清楚。我的爸爸、媽媽可以幫助我。爸爸、媽媽對於上學的日子非常有興趣。他們知道怎麼使用學校的行事曆和地方新聞。

　　上學的日子我會到學校上學。但有些時候，我的學校（因特殊原因）停課，是不用上學的。■

我今天需要向學校請假嗎？
這是沒關係的！

今天我需要向學校請假。我的爸爸、媽媽說，這是沒關係的。

有很多的情況，小孩可能需要向學校請假。小孩可能需要向學校請假，如果：

- 他生病了，而且需要留在家裡休息。

- 他需要看醫生或牙醫。

- 他要跟家人一起去旅行。

- 還有很多可能的理由，小孩可能會需要請假。

當小孩需要請假，這是沒關係的。他的老師會幫忙安排他的作業，讓他能夠完成學校的功課。▶

今天我要向學校請假，因為 ＿＿＿＿＿＿＿＿＿＿＿＿＿＿＿＿ 。
這是沒關係的。我的老師會告訴我需要做的作業，這樣，我就可以完成
我需要完成的學校功課了。

明天我可能會回到學校上學，或者我可能需要再請一天的假。媽
媽、爸爸會讓我知道我什麼時候要回到學校上學。∎

故事 111 當我的老師在其它地方的時候

我的名字是安德烈。我的老師是史密斯老師。大部分上學的日子，史密斯老師都會在班上上課。但有時候她需要到其它的地方。

老師也會生病。史密斯老師可能會生病。她可能會需要在家休息。

老師需要參加教師工作坊。史密斯老師可能會去參加教師工作坊。

許多老師都有小孩，而他們的小孩也可能會生病。史密斯老師有三胞胎。三胞胎其中一位可能會生病，因此史密斯老師可能需要留在家中照顧他。

當史密斯老師需要去其它地方的時候，我們會有代課老師。這是沒關係的。史密斯老師會盡快地回到我們班上。■

故事 112

代課老師代課的那一天

今天我們班有位代課老師。今天是代課老師上課的日子。意思是我們班的派克老師今天不在。有位代課老師在這裡。他的名字是馬肯先生。班上有些同學會表現得跟平常不太一樣。

代課老師來上課的日子，許多同學都像他們平常一樣地工作和玩耍。但是有些同學會比平常說更多的話、更常離開座位、更不遵守班上規則、比平常工作的量還少。他們會犯他們平常比較不會犯的錯誤。

許多同學想幫助馬肯老師。如果班上的所有同學都表現得像派克老師在的時候一樣，對馬肯老師來說就是最大的幫助了。但是今天可能不會發生。有些同學可能不想幫助馬肯老師。他們想做一些其它的事情。

馬肯老師知道哪些同學在有代課老師的時候，會表現得跟平常不太一樣。他預期有些同學會犯那樣的錯誤。馬肯老師將決定他要怎麼做。他負責管理我們班上所有的同學。他也會管那些表現得和平常不太一樣的同學。

代課老師代課的日子，如果同學們都表現得和平常一樣，將會幫上很大的忙。對於代課老師和班上的同學來說，這都是個好選擇。有些同學會做出其它的決定。代課老師會決定他要怎麼管理這些學生。◼

會性技巧訓練手冊

113 課表

我的名字是凱特琳。我在瓊斯老師的班上。我們班有個課表。

瓊斯老師安排我們班的課表，這是我們班作息的計畫。這張表列出在大部分的上學日子裡，我們會做些什麼。

有時候瓊斯老師會依循另一個計畫。課表上列著某一個活動，但我們卻進行另一個活動。這是沒關係的。當這種情況發生時，瓊斯老師會告訴我們她的新計畫。明天我們將會遵循我們原有的計畫。

大部分的時間，我們班的課表跟瓊斯老師要我們做的事情是一樣的。有時候我們會進行另一個計畫。當這種情況發生時，我會試著做瓊斯老師要我們做的事情。■

故事
114 關於我們班課表的事實

我的名字是海莉。我在卡森老師的班上。我們班有兩個課表。

一個課表上寫著時間和在那個時間裡要進行的活動。數學、寫作和科學就在這張課表上。另一個課表列出我們每一週所要進行的特別課程，以及這些特別課程開始和結束的時間。美術和體能課就在這張課表上。關於課表的事實是：它們不是人，課表不知道任何事情，它們是張寫了字的紙。它是個計畫，貼在牆上讓大家可以看到。

卡森老師知道很多事情。有時候她知道預先安排的課程活動不適合我們班當時的情況。她會告訴班上同學，我們將要進行什麼活動。關於班上課表的另外一個事實是：任何時間卡森老師都可以改變課表。

這種情況代表卡森老師比我們班的課表更具有權力。如果卡森老師告訴我們要做跟課表上不一樣的事情，我們會試著做。▶

下面有個例子。上星期，班上的課表列著接下來在下午一點時要上的是美術課。當卡森老師請我們把數學課本收起來的時候，防災演習火警的警鈴響了。卡森老師說：「防災演習，請到門邊排隊，我們要到外面去。」卡森老師改變我們原先課表預定的活動。防災演習的時間很長，接下來的美術課也被取消了。

　　張貼的課表是張寫了上課計畫的紙。在我們學校，大部分的時間，老師可以改變紙上所寫的預定計畫。這是關於課表的事實。■

故事
115

學習學校裡的指令

有時候老師或其他的學校職員會告訴學生們該做什麼。他們會給學生指令。

指令可以幫助學生工作、學習和一起玩耍。指令也讓學生們保持安全。

指令包含兩個部分。第一個部分是給予指令。通常由老師們給予學生指令。老師給我和班上其他同學指令。關於指令的第二個部分是執行指令。這是學生們的工作。

我正在學習學校裡的指令。指令會幫助班上同學工作、學習和安全地玩在一起。■

故事 116 提醒每個人要注意看和聽的黃色大圖卡

我的名字是伊萊，我有上學。我的老師是杭特老師，他有張大的黃色圖卡。

這是張提醒每個人要注意看和聽的黃色大圖卡。它代表著很重要的意義，就是每個人都要嘗試注意看杭特老師，並且聽他說話。大部分的時間，杭特老師稱它為看、聽大圖卡。那是他的標示圖卡，他可以這麼做。

杭特老師常常會跟我和其他人說話。許多時候，他會站在教室的前面跟我們大家說話。他會舉起看、聽的大圖卡，讓每個人都看到。這代表著每個人在這時候都要注意杭特老師。▶

當杭特老師幫我們上課的時候，他會舉起這張圖卡。他教我們數學、閱讀、寫作、拼音、科學和其他科目的時候，都會舉起這張圖卡。杭特老師告訴我們回家作業的時候，也會舉起這張圖卡。當杭特老師給我和班上其他同學指令的時候，他也會舉起這張圖卡。任何時候只要他想跟班上所有人說話，他都會舉起這張圖卡。

下面的圖是這張圖卡的背面。有時候杭特老師並不需要班上所有人都聽他說話。有時候我的班上所有同學都在工作的時候，杭特老師可能會需要跟另外一位老師或是校長說話。有時候，杭特老師可能會跟班上的幾位同學說話，例如：閱讀小組，或是他可能會過來只跟我一個人說話。這些時候，黃色卡片的背面就會被舉起來。

這張黃色的大圖卡提醒班上每個人都需要注意看和聽，意思是伊萊和班上每一位同學都需要嘗試注意看杭特老師，並且聽他說話。它會幫助我，讓我知道什麼時候需要努力去注意杭特老師。■

故事 **117** 這是我的老師要做的決定

老師需要為他的班上做許多決定。決定是一個堅定、而且通常是最後的選擇。老師會做許多決定，例如：誰負責收午餐的錢，和如何照顧班上養的寵物。這是老師的工作。

老師常常需要對學生的點子做出一些決定。雅斯有個想法，她想要幫忙收今天午餐的錢。雅斯的老師——卡布小姐會決定由誰來幫忙收今天午餐的錢。雅斯問卡布老師：「我可以幫忙收班上今天午餐的錢嗎？」

「好啊！」卡布老師回答。「好啊！」是卡布老師同意雅斯想法的決定。這個同意的決定代表雅斯可以幫忙收班上今天午餐的錢。

克里斯多福有個想法。他想讓班上的寵物倉鼠安琪到籠子外面玩。什麼時候可以讓安琪到籠子外面，是由卡布老師做決定。所以克里斯多福問卡布老師：「我可以讓安琪到籠子外面嗎？」▶

「克里斯多福，現在還不可以哦！」卡布老師說。「現在還不可以！」是個不同意的決定。這個不同意的決定代表的意思是，班上的寵物倉鼠安琪現在要留在牠的籠子裡。

　　老師們每天都做許多的決定。我的老師也做決定。有時候，我的老師可能會做同意的決定。其他時候，我的老師可能會做不同意的決定。做決定是我的老師工作的一部分。▉

故事 118 我在隊伍中的位置

給我們班上指令去遵守，是我的老師的工作。試著去遵從這些指令，是我們的工作。

有時候，許多同學需要從一個地方移動到另一個地方。很重要的是，我們要試著排隊，安全地行走，並且能同時讓其他團體通過走廊。

許多同學喜歡排在隊伍的最前面。由老師來決定哪位學生排在隊伍的最前面。有時候我是第一個排隊的學生。大部分的時間，另一個小朋友將是第一個排隊的人。當另一個小朋友是隊伍的第一個人時，我將會排在隊伍的其它地方。這樣，老師能讓每一位學生有機會當第一個排隊的人。

我的老師決定誰排在隊伍的最前面。偶爾我會是第一個排隊的人。大部分的時間，另一位同學會是第一個排隊的人。我的學校是這樣排隊的。這就是人在地球上的生活。■

故事
119

在學校學習尊重

尊重是細心地對待別人，和為其他人著想。人們用良善的話語和行動來表現對別人的尊重。尊重幫助每個人覺得受歡迎、舒服和安全。

老師和同學們在學校都試著表現出尊重。下面有一些例子：

• 尊重是使用良善的話語和行為。

• 尊重是細心地幫助另一位同學。

• 尊重是分享。

尊重是細心地對待別人，和為其他人著想。在學校，尊重會幫助每個人覺得受到歡迎、舒服和安全。■

故事
120 在學校表現尊重

尊重是細心地對待別人，和為其他人著想。人們用良善的話語和行為來表現尊重。尊重幫助每個人覺得受歡迎、舒服和安全。

老師和同學們在學校都試著表現出尊重。下面有一些例子：

- 尊重是使用良善的話語和行為。當潔可老師在教她五年級班上學生的時候，她常常使用溫柔的聲音，並且面帶微笑。

- 尊重是細心地協助另一位同學。莎曼莎裝書錢的信封和錢掉在走廊上了。荷西看到了就撿起信封，並且說：「莎曼莎，妳掉了這個！」

- 尊重是分享。亞當需要藍色的彩色筆。珍娜有支藍色的彩色筆。「借你！」珍娜告訴亞當：「你可以用我的。」

- 「謝謝你，珍娜」，亞當說。說「謝謝」也是表現尊重。

- 尊重是當別人在想事情或是做他們的作業的時候，會安靜地工作。崔斯頓第一個完成他的工作。在考試結束前，他都很安靜地在看一本書。

尊重是細心地對待別人，和為其他人著想。在學校，尊重會幫助每個人覺得受歡迎、舒服和安全。■

故事 121 用尊敬的態度跟老師說話

學生學習用尊敬的態度跟老師說話。尊敬是細心地對待別人，和為其他人著想。當學生用尊敬的態度說話時，他們會用平靜的聲音和良善的話語。

當學生覺得快樂、平靜或舒服的時候，比較容易用尊敬的態度說話。

有時候，學生可能會遇到問題或是覺得生氣或挫折。挫折和生氣是兩種負面的感覺。負面的感覺會讓人覺得不舒服。這些感覺會讓人很難用尊敬的態度說話。很重要的是，學生要學習如何掌控負面的感覺。這樣即使當自己覺得不舒服，也能用尊敬的態度說話。

許多學生努力學習掌控他們的感覺。經過多次的練習，許多學生發現掌控他們自己的感覺，會幫助他們比較容易用尊敬的態度說話。■

在學校用尊重的態度
再說一次

　　我正在學習尊重。尊重幫助每一個人覺得受歡迎、舒服和安全。學習用尊重的態度跟老師說話是一種技巧。學生需要想一想和練習用尊重的態度說話。有時候學生可能會在尊重的態度上犯錯。學生可能會用不尊重的語氣或語詞跟老師說話。

　　用不尊重的態度跟老師說話是一個錯誤。老師希望學生能有好的表現，並且用尊重的態度對待別人。當有同學用不尊重的聲調或是語詞跟我的老師魏斯特先生說話的時候，魏斯特老師會說：「請用尊重的態度再說一次。」

　　「用尊重的態度再說一次」，給同學們很重要的第二次機會。這讓學生有機會想一想，並且用平靜的聲音和合作的語詞再說一次。這讓學生有機會將相同的事情用尊重的態度再說一次。▶

如果魏斯特老師對我說：「請用尊重的態度再說一次」，這表示我剛剛在尊重的態度上犯了錯誤。我會試著想一想，並且用平靜和願意合作的語詞再重說一次。我會試著用尊重的態度再說一次。

　　許多同學會在尊重的態度上犯錯。經過練習，他們學會用尊重的態度跟老師說話的技巧。∎

故事 123　當我在學校用尊重的態度說話

　　我正在學習用尊重的態度說話。用尊重的態度說話，是使用平靜和受到良好控制的聲音，以及願意合作的話語。當跟成人、班上同學、朋友一起工作或玩耍時，使用尊重的態度是很重要的。這樣每個人都會覺得很舒服。

　　在學校照顧我的成人會注意到我用尊重的態度說話。例如：在書展的時候，我真的很想要其中的一本書，但是我的錢不夠購買那本書。成人請我把那本書放回書架的時候，我真的非常失望，但是我用願意合作的語詞和平靜的聲音回答：「好。」

　　下面所列出的，是我曾經在學校用尊重的態度說話之事件：

＿＿＿＿＿＿＿＿＿＿＿＿＿＿＿＿＿＿＿＿＿＿＿＿＿＿＿＿＿＿

＿＿＿＿＿＿＿＿＿＿＿＿＿＿＿＿＿＿＿＿＿＿＿＿＿＿＿＿＿＿

＿＿＿＿＿＿＿＿＿＿＿＿＿＿＿＿＿＿＿＿＿＿＿＿＿＿＿＿＿＿

　　當我用尊重的態度說話時，人們會注意到。當我用平靜的聲音和願意合作的話語說話時，他們會覺得平靜、舒服。■

故事
124

什麼是練習？

　　學生需要學習很多重要的技巧。閱讀是一種技巧，數學、寫字和拼音都是技巧。練習是幫助學生學習的一種方式。

　　有時候，老師會請學生練習一些技巧。練習是細心地重複做一個技巧。

　　當學生們學會加法，他們會練習解決許多數學問題。

　　當學生們學會寫字，他們會練習將每個字寫很多次。

　　當學生們學會拼一個字，他們會練習正確地把音拼出來。

　　練習可以幫助學生學習許多重要的技巧。∎

故事 125 學習的路上會犯許多的錯誤

學生常常會犯錯。 這是沒關係的。在學習的路上常常會犯錯。

當學生學習加法或減法的時候,學生常常會犯許多的錯誤。這是沒關係的。學習數學的時候常常會犯許多的錯誤。

學生學習寫注音和國字的時候常常會犯錯,這是沒關係的。在學習寫字的過程中,常常會犯錯。

學生在學習植物、動物、岩石或外太空的時候,也常常會犯錯。這是沒關係的。在學習科學的過程中,也常常容易犯錯。

學生在學習關於其它國家、這些國家的歷史和人民的時候,也常常容易犯錯。這是沒關係的。在學習地理、歷史和社會的過程中,也常常容易犯錯。

學習的過程中,學生常常容易犯錯。我可能會在學習的過程中犯錯,這是沒關係的。

學會面對和處理錯誤，就更棒了！

做學校作業時有失誤，該怎麼辦？

失誤也是錯誤的一種。所有的學生都會有失誤或錯誤。所以大部分的學生在作業上看到失誤都不會很驚訝。他們可能會覺得傷心或失望，但並不會很驚訝。

預期會有失誤，可以幫助學生準備去面對在老師歸還作業時看到這些失誤的失望感。預期會有失誤，也可以協助許多同學保持冷靜，這樣才能好好地思考和處理錯誤。

有時候，老師會請學生訂正作業上的錯誤。這是許多鉛筆上面都有橡皮擦的原因之一。學生們試著了解他們哪裡做錯了。然後，他們擦掉錯誤，並且把它做對。這是個處理錯誤的好方法。

有時候可能很難了解為什麼某個答案是錯的。保持冷靜可以幫助學生做最好的思考。有時候想久一點，可以幫助學生更正錯誤。這是另一個處理錯誤的好方法。

針對某些錯誤，學生可能常常需要協助。他們會試著了解他們哪裡做錯了，然後想得稍微久一點。但如果仍然對這些錯誤感到困惑，他們會去尋求協助。尋求協助是另一個面對錯誤的好方法。

我是個學生，我很可能會犯錯。我正在學習預期我可能會犯錯。這樣，我可以學習好好地面對和處理我的錯誤。■

故事
127

讓我的老師知道，我有個問題

老師和學生可能會談很多的事情。他們常常會談到一些好消息，他們也能一起解決問題。

有時候，學生可能會有問題，或覺得挫折或生氣。讓老師知道會有幫助。這樣老師才知道，那裡有個問題。老師想要提供協助。老師有很多的點子，可以幫忙解決問題。

如果我在學校有問題，讓老師知道可能會有幫助。如果我覺得挫折或生氣，告訴老師可能會有幫助。我的老師有許多點子，可以幫忙解決問題。■

如何做個寫作盒？

　　學習寫作需要很多的時間和練習。學生有許多很好的想法。寫作盒可以保留這些想法，提供寫作時參考。

　　可以用個空鞋盒來當寫作盒。讓每個學生準備一個自己的鞋盒。學生可以裝飾他自己的鞋盒或是不裝飾它也可以。

　　每個學生可以把喜歡的東西，像是相片、玩具或是小東西放在鞋盒裡。這些東西可以讓鞋盒變成學生的寫作盒。這個鞋盒放在學校不帶回家。

　　鞋盒裡的東西可以協助學生在進行許多寫作作業時，找到想寫的主題。學生從鞋盒裡選一項東西，成為提供寫作主題的點子。

　　有時候，在進行寫作時把提供點子的東西放在面前會有幫助。學生可以寫下他們對某項物品的記憶，或是在一張相片中找到有趣的細節。如此，寫作盒可以幫助學生發展他們的點子。

　　許多學生在學校使用寫作盒。寫作盒可以幫助他們發現主題和發展他們的點子。我可以試著做個在學校用的寫作盒，也可以再做個在家用的寫作盒。■

如何寫個真實的故事？

　　我正在學習使用我的寫作盒來幫助我寫個真實的故事。一個真實的故事，是描述一些曾經真正發生過的事情。學生常常在日記裡寫真實的故事。學習寫個真實的故事，我可以試著運用下面的五個步驟：

步驟一

　　一個真實的故事是關於真人的事情。他們是這個真實故事的人物。主角是在這個故事中最重要的人物。我可能是我真實故事的主角。或者，我可以寫關於某個我認識的人的真實故事。我會試著為我的故事選一個主角。

步驟二

　　一個真實的故事常是描述一個過去的經驗。我有個寫作盒，裡面裝有許多真實經驗的照片。我可以試著選擇一張照片，然後來描述這張照片中曾經發生過的事情。▶

步驟三

　　閱讀我故事的人們可能想知道在照片中有哪些人，以及照片在哪裡拍攝的。這些描述可以當作我故事很好的開頭。我會試著為我的故事寫個開頭。

步驟四

　　閱讀我故事的人們可能想知道照片中的人物或是動物在做什麼。這部分的描述可以當作我故事很好的中間部分。我會試著為我的故事寫個中間的部分。

步驟五

　　閱讀我故事的人們可能想知道我的故事如何結束。他們想要知道最後發生了什麼事情。我的故事需要一個結局。我會試著為我的故事寫個結局。

　　一個真實的故事是關於曾經真的發生過的事情。遵照上面的五個步驟可以幫助我比較容易寫我的故事。我會試著寫個有主要角色和開頭、中間以及結局的故事。■

故事 130 可以用來完成工作的方法

我的名字是布萊登。我就讀林肯小學，是個很棒的學生。大部分的時間，學生需要完成他們的工作，這是很重要的。

一次完成

一次做完是完成工作的一個方法。意思是學生開始他的工作，持續地進行，並且完成它。然後這位學生才開始另一項活動。

學生常常需要用另一個方法進行他們的工作

學校的課表充滿許多活動。有時候學生需要用另一個方法來完成他們的工作。但需要由成人來決定：學生是不是可以用另一個方法來完成他們的工作。

完成工作的另一個方法：

- 學生開始工作，然後他們

- 做其它的事情，然後

- 再回來，繼續完成原來的工作。▶

開始工作。　　　　做其它的事情。　　　再回來，繼續完成
　　　　　　　　　　　　　　　　　　　　原來的工作。

　　大部分的時間，學生完成他們的工作是件很重要的事情。有兩個方法可以完成工作：一次完成或用另一個方法完成。每個上學的日子，成人會決定哪個方法是適合當天進行的方式。■

故事
131

可以在小組活動中提出的好問題

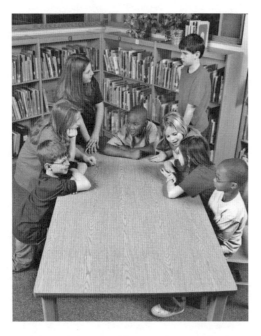

提出問題是學習很重要的一部分。當學生一起工作時，哪些是好的問題呢？

哈利老師的班上分成幾個小組。每個小組選擇一個城市進行研究。什麼是關於這個主題的好問題呢？

一個好問題是可以提出建議，同時也能詢問其他人的想法。例如：「也許我們可以研究美國俄亥俄州的哥倫比亞市？還有哪些城市是我們可以考慮研究的呢？」

一個好問題可以邀請其他人加入。例如：「翟克利，你去過美國加州的聖地牙哥。你覺得那個城市可以列入我們考慮的城市名單內嗎？」

▶

一個好問題可以表現出對別人正在進行事情的興趣。例如：「傑克森，我喜歡你所畫的我們鎮上的地圖。你可以幫我們要研究的城市畫個城市地圖嗎？」

　　一個好問題可以幫一個點子增加細節。例如：「傑克森，你覺得將我們城市的其中一條街道畫成立體的圖片這個想法怎麼樣呢？」

　　一個好問題可以協助同學一起解決問題。例如：「傑克森，黛拉想畫城市地圖。如果由她來畫城市地圖，由你來畫其中一個街道的立體圖，這樣會節省一些你的時間，你覺得怎麼樣？」有時候，可能需要成人的協助來找尋解決之道。

　　一個好問題可以從別人那裡尋求協助。例如：「我想要寫這個主題的報告，可是我需要幫忙。有誰可以幫助我嗎？」

　　當同學在小組裡一起工作，一個好問題可以幫助同學們分享想法或解決問題。■

故事 132 緊急狀況？

我學校裡的人們知道怎麼做

偶爾，我的學校裡會發生緊急狀況。緊急狀況是一個危險的、有時是非預期的情況。發生緊急狀況時，人們需要馬上採取行動。

學校裡有多種的緊急狀況。有一次，坎德菈在戶外摔跤，跌斷了她的手臂。那是個緊急狀況。我們的老師柏斯先生馬上幫助坎德菈。他知道該做什麼。坎德菈現在已經好了。

另一次，凱瑟老師班上的尼古拉出乎我們意料之外的病得很嚴重。早上他還好好的，突然他就覺得很不舒服。凱瑟老師馬上幫他叫了一輛救護車載他到醫院。尼古拉現在已經好了。

火災和龍捲風也是學校非常大的緊急狀況。遇到這些緊急狀況，在學校的每個人都需要知道該做什麼。每個人都需要同時馬上行動。我的學校還沒有發生過火災，也沒有過龍捲風。但如果發生這些情況，學校中的每個人都知道要做什麼。

偶爾，我的學校會發生一些緊急狀況。如果發生了，我學校裡的人們知道要做什麼。■

什麼是演習？

遇到緊急狀況的時候，很重要的是，人們知道要馬上採取哪些行動。演習可以幫助人們事前準備遇到大的緊急狀況時要怎麼辦。什麼是演習呢？

演習是練習，幫助我們每次遇到狀況的時候都能以相同且最好的方式來處理。演習幫助人們犯比較少的錯誤。

大的緊急狀況發生時，非常、非常重要的是每個人都知道要做什麼。這可以幫助每個人安全。為了這個理由，許多人用演習來練習面對大的緊急狀況。消防人員、警察、醫師、護士和我學校裡的許多人，都用演習來練習面對緊急狀況。

演習是練習，幫助我們每次遇到狀況的時候都能以相同且最好的方式來處理。這樣，遇到大的緊急狀況時，每個人會知道該採取哪些最好的行動。人們用演習來幫助他們練習。這樣，他們會準備好面對大的緊急狀況。■

故事 134 為什麼校長要安排演習？

　　大部分的學校建築物是安全的地方，但偶爾也有可能會在我的學校遇到大的緊急狀況。在學校遇到火災和龍捲風算是大的緊急狀況。每學年我的校長會安排幾次的演習，讓我們練習如果遇到火災或是龍捲風該做什麼。

　　演習是練習，幫助我們每次遇到狀況的時候都能以相同且最好的方式來處理。遇到緊急狀況的時候，很重要的是我們可以馬上採取行動。知道該怎麼做會幫助人們保持冷靜和安全。演習的時候，所有的事情都是安全、沒問題的。這是練習面對緊急狀況最好的時機。

　　我們的校長會安排演習。她知道這些演習什麼時候會發生。我們學校裡大部分的人不知道火災或是龍捲風的演習什麼時候會發生。不知道什麼時候會發生是演習的一部分。因為火災和龍捲風常常都是在不可預期的情況下發生的，所以用這樣的方式來練習是很重要的。

　　上學的日子，會有很多人在學校。將來也可能會有龍捲風或是火災在我的學校發生。很重要的是，每個人都知道該做什麼。這需要練習，所以校長會安排演習。■

在學校的火災演習

　　學校建築物是安全的地方，但偶爾學校也可能發生火災。如果發生這樣的情況，很重要的是每個人能保持冷靜，很快並安全地同時離開學校建築物。這需要練習。所以校長安排火災演習。

　　在火災演習的時候，學校所有的一切都是安全、沒有問題的。這是讓老師和學生練習離開學校的最好時機。

　　演習是練習，幫助我們每次遇到狀況的時候都能以相同且最好的方式來處理。在火災演習的時候，每個班級會有他們班級學生離開建築物的路線。這會避免人們互相推擠。如果真的有火災，每個人可以遵照他練習過的特別路線，冷靜、快速和安全地離開建築物。

　　一旦到了外面，每個班級會有個特別的安全地方。這時候，他們會開始清點人數，以確保每個人都離開建築物了。然後，他們會等待「已經沒問題了」的訊號，才會再度回到班上。

　　每個學年通常會有超過一次的火災演習。每次每個班級都會用相同的方式離開建築物。一旦到戶外，他們也會在相同的地方集合。▶

大部分的學校建築物在大部分的時間裡都是安全的。但偶爾學校也可能發生火災。火災演習會幫助老師和學生練習。這樣，每個人都知道要如何冷靜、快速和安全地離開學校。■

故事 136

為什麼學校有火警警報器？

每個學校都有個火警警報器。火警警報器是個安全的裝置。我們學校有個火警警報器。

火警警報器會發出很特別、大聲和讓人覺得不舒服的聲音。這是為了引起每個人的注意。通常會由火警警報器發出聲響來開始火警演習。如果建築物裡真的有火警發生，火警警報器也會發出聲響。

當火警警報器響的時候，就代表每個人都應該要離開建築物。在學校的每個人都知道當他們聽到火警警報器響的時候，就要離開學校建築物到外面安全的地方。

火警警報器總是發出讓人覺得不舒服的聲音，就像我學校裡的火警警報器一樣。了解為什麼它們需要發出這樣的聲響，和這個聲響所代表的意義，並不會讓它們變得比較安靜。但是會幫助人們了解，為什麼每個學校都有火警警報器。

故事 137　關於龍捲風演習

　　大部分的時間裡天氣對人們來說是安全的，但偶爾會出現惡劣的氣候。遇上惡劣的氣候，人們常常需要做特別的事情來保持安全。龍捲風是非常惡劣的氣候。

　　學校裡有許多人。如果遇到龍捲風，很重要的是要把學校裡所有的人都移往安全的地方。龍捲風演習是指成人和孩子練習如何在學校裡往安全的地方移動。

　　龍捲風演習是由一個大聲的、獨特的聲響開始的。這個聲音很大、很特別，沒有人會把它跟其它的鈴聲，像是上、下課的鈴聲弄混的。當成人和小孩聽到這個聲響，他們知道該練習移往學校裡安全的地方。

　　龍捲風演習時，並沒有龍捲風。那是用來練習冷靜且快速地移動到一個安全的地點的時間。如果哪天真的發生龍捲風，龍捲風演習時那個大聲的、獨特的聲響就會響起。當龍捲風演習結束時，每個人會繼續進行他那天在學校接下來該做的事情。

　　我的學校有龍捲風演習。我們會練習如果遇到龍捲風該做什麼。這樣如果將來真的遇到龍捲風了，我們會知道該做什麼。■

〔譯者註：這本書的作者是美國人，美國某些地區有時會出現龍捲風。〕

Chapter **11**

地球

這就是人在地球上的生活

我住在地球。所有的人都跟我一樣住在地球。地球是我們住的星球。幾乎所有的人都有一些相近的經驗。這些經驗是生活在地球的一部分。

人們睡覺會有醒來的時候。有時候，他們睡醒的時候會覺得很高興，有時候他們會想要睡久一點。這就是人在地球上的生活。

人們住在家裡。有時候每件事情都很順利，有時候有些東西壞了會需要修理。這就是人在地球上的生活。

人們常常會去不同的地方。有時候他們會準時到達，有時候他們會遲到，有時候人們會提早到。這就是人在地球上的生活。

人們會犯錯。有時候他們會犯大的錯誤，有時候他們會犯小的錯誤。這就是人在地球上的生活。▶

對所有生活在地球上的人們來說，下面這些事情都是有可能發生的：

- 有時候，他們睡醒的時候會覺得很高興，有時候他們會希望能睡久一點。

- 有些日子每件事情都很順利，有些日子裡有些東西會壞了，需要修理。

- 有時候他們會準時、遲到或提早到。

- 有時候他們會犯大的錯誤，有時候是小的錯誤。這就是人在地球上的生活。

因為我也是地球人，所以我也可能會發生下面這些事情：

- 有時候，睡醒的時候會覺得很高興，有時候會希望能睡久一點。

- 有些日子每件事情都很順利，有些日子裡有些東西會壞了，需要修理。

- 有時候會準時、遲到或提早到。

我有可能會犯大的錯誤，也可能會犯小的錯誤。這就是人在地球上的生活。■

故事 139 共享地球

　　居住在地球上的人們，共享地球。在共享地球方面，有時候人們可以做得很好，有時候會變得有點困難。

　　住在地球上的人們很容易地分享某些東西。白天和晚上是一個例子。當地球的一邊是白天，另一邊就是晚上。有時候地球某一邊的人們會得到很多的日照，另一邊就得到的比較少。為了某些理由，雖然白天和晚上並不是很公平地分配，人們對這個似乎還能接受，沒有什麼意見。另一個例子是季節，當地球某個地方是夏天，另一個地方是秋天。許多人喜歡夏天，而且地球上有部分的地區會比其它地方有更長的夏天。人們對這方面也似乎可以接受，沒有什麼意見。

　　雖然太陽和季節是很重大的項目，人們卻很容易地共享它們，不會想太多。有時候，爸爸、媽媽會告訴他們的小孩，他們「需要學習如何分享」。這不完全是真實的。▶

小孩和爸爸、媽媽都很容易跟別人分享太陽和季節。有個理論是這麼說的，人們比較容易分享那些他們不可能擁有的東西，或是那些只是他們生活作息中一部分的東西。住在地球上的人們，也包括成人在內，需要思考和一起努力來分享其它東西。如果要列出那些比較不容易分享的東西，會比這整本書的篇幅還長。其中的六項東西：錢、牛奶球、油、電視、起司通心麵，和所居住的社區，也屬於比較不容易和別人分享的。比較起來，這些東西比太陽還小，也比季節來得不重要，但是對很多人來說，是比較不容易和別人分享的東西。

　　有另一個理論是說：有限的東西，也會讓人們比較難和別人分享。有時候，甚至成人也要想想：要如何跟別人分享那些對他們來說是有限的東西。他們也試著教導他們的孩子去分享。

　　住在地球上的人們需要共享地球。有時候，他們很容易能跟其他人分享，有時候他們需要想一下。分享是生活在地球上的成人和小孩生活的一部分。■

故事
140

我將要搭乘飛機

我的名字是喬登。媽媽和爸爸告訴我，我跟他們最近要一起搭飛機。意思是我將要搭乘飛機。

關於搭乘飛機有許多相關的事情，我有一系列的故事可以幫助我。

最近，我將要搭乘飛機。知道這件事的人可能會對我說：「旅途愉快！」■

故事
141

誰是機組人員呢？

　　每次的飛機航班都由一組機組人員負責。大部分的機組人員包括：機長、副機長和一位或多位機艙的服務員。他們都會穿制服，這樣乘客就知道哪些人是機組人員。

　　機長和副機長駕駛這架飛機。他們研究和練習過如何駕駛一架飛機。機長和副機長在飛機前端的座艙裡工作。他們的工作是負責駕駛這架飛機和領導機組的所有人員。

　　機艙的服務員在飛機的機艙內服務。他們研究和練習過要如何服務才能讓乘客覺得舒服和安全。機艙內有個小廚房、一間或兩間廁所，和讓許多乘客乘坐的座位。

　　飛機機組人員的工作，是為了讓乘客覺得舒服和安全。■

故事 142　誰是搭乘飛機的乘客呢？

　　許多飛機載運乘客。搭飛機的乘客是擁有機票、可以搭乘那班飛機的人。乘客可能是位像我一樣的孩子，也可能是像我的祖父母一樣年紀比較大的成人。有時候乘客也可能是一位小寶寶或是剛學會走路的小朋友。

　　乘客不需要知道該如何駕駛飛機，或是讓每個人覺得安全。但是，乘客有個很重要的責任，就是需要注意聽機長或是空服員的指令。因為這件事非常重要，所以法律規定搭乘飛機的乘客，需要遵守在飛機上的指令。這會幫助機長和空服員工作，讓大家都安全。

　　我也可能是搭乘飛機的乘客。如果我是，我可能會看到其他像我一樣的乘客，他們可能是小寶寶、剛學會走路的小朋友、小孩和成人。所有的乘客都需要有搭乘那一班飛機的票。■

「通過安全檢查」是什麼意思？

保持乘客和機組人員在飛機上的安全，是件很重要的事情。安全檢查可以幫忙找出乘客所攜帶的行李中，有哪些東西可能在搭乘飛機時會造成問題。這就是為什麼所有的乘客和機組人員需要在上飛機前通過安全檢查。

機場的海關人員會幫助所有人通過安全檢查。他們會很友善地對待所有願意合作進行安全檢查的人。對於那些不願意合作進行檢查的人，他們會突然變得非常嚴肅。這是因為他們同時需要幫助人，又需要找出有問題的人和物品。

早一點發現問題，會比等機組人員上飛機之後才發現問題來得好。通過安全檢查是一個發現問題的方法。機場海關人員的工作非常重要。乘客的配合可以協助每個人通過安全檢查，並且順利地搭乘飛機。∎

故事 144 通過安全檢查的指令

通過安全檢查時遵守指令非常重要。大部分的人並不喜歡通過安全檢查。如果他們要搭乘飛機，這就是他們必須要做的事情。

通過安全檢查有一些需要遵守的指令：

- 通過安全檢查時，如果有人排隊，每個人都需要等輪到他時才進行檢查。

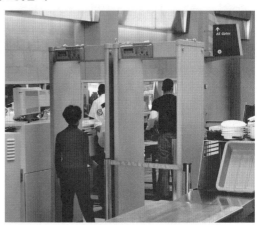

- 如果機場的海關人員請你做的事情，我們沒有列出來，請你遵照海關人員的指令做。

- 讓第一位跟你接觸的海關人員看你的護照或身分證，和登機證。

- 把你的鞋子和手提行李放在輸送帶上，讓它們通過安全檢查的掃描機。

- 把其它東西依照指示放在籃子裡。

- 走過安全檢查的短通道。

- 把東西放進手提行李箱內，並穿上鞋子。

遵照指示通過安全檢查，可以幫助機場的海關人員發現有問題的乘客或是物品。這可以讓所有人都安全。■

媽媽、爸爸和機場的安全檢查

有時候爸爸、媽媽在通過機場的安全檢查時，會變得比較嚴肅或覺得有壓力。讓孩子們知道為什麼會這樣，或是他們的爸爸、媽媽在通過機場安全檢查時可能會有的想法或感受，會對孩子們有所幫助。

首先，對有小朋友的家庭來說，要通過安全檢查不是件簡單的事情。有小朋友的家庭通常會需要帶比較多的東西到飛機上。這些東西會讓爸爸、媽媽帶孩子搭飛機時，變得比較容易和有趣。在通過安全檢查時，需要將某些東西打開來通過掃描機檢查。要把每件東西送過掃描機可能會讓爸爸、媽媽變得有點緊張。他們也可能擔心忘了把通過掃描機的東西再放回袋子裡。而且更重要的是，他們還要看好他們的孩子。爸爸、媽媽需要在短時間內完成許多事情。▶

第二，如果通過安全檢查的隊伍排得很長，爸爸、媽媽會希望他們的小孩非常合作和遵守規則。當爸爸、媽媽開始想還有許多人排在他們後面的時候，這也會增加他們的壓力，因為他們知道其他人也想趕快通過安全檢查。有時候，爸爸、媽媽會嘗試要他們的小孩走快一點，但是他們的小孩可能會被有趣的東西吸引而分心，例如：安全檢查的掃描機和輸送帶。

家庭通常通過安全檢查的速度會比別人慢。有時候，爸爸、媽媽可能看起來有點嚴肅或覺得有壓力。了解他們為什麼會有這樣的感受，對他們的孩子是有幫助的。■

故事
146

機場的海關人員說的話代表什麼意思？

當人們通過安全檢查時，機場的海關人員會問問題或告訴人們該做些什麼。偶爾，機場的海關人員可能用問問題的方式，來告訴人們該做些什麼。這可能會讓人覺得有點困惑。機場的海關人員這麼做，是希望用友善的問題來指示人們做該做的事情。知道這些問題其實是指令時，可以幫助乘客在正確的時間做正確的事情。

下面有一些例子：

- 一位機場的海關人員可能會說：「可以讓我看一下您的登機證嗎？」這代表，你現在必須讓我看你的登機證。

- 一位機場的海關人員可能會說：「我可以看一下您的袋子嗎？」這代表，我需要看一下你袋子裡的東西。如果你說「不」，你可能會無法登上飛機。▶

- 一位機場的海關人員可能會說：「能不能請您拿掉皮帶，再走過掃描的通道一次？」這代表，請拿掉你的皮帶，並且再通過一次掃描的通道。

機場的海關人員試著用友善的態度來進行一件非常嚴肅的工作。這可能就是為什麼他們用問句、卻不允許有選擇的方式，來請大家執行他們的指令。了解這個可以幫助大家容易地通過安全檢查。■

故事
147

登機隊伍可能移動得很慢

在飛機場，飛機入境和出境。很多時候，空橋是用來連結飛機和機場的。許多人由空橋進入一架飛機。有時候，乘客需要停下來在空橋上等。了解為什麼這些情況會發生，可以幫助人們保持冷靜。

客機有很多座位。這些座位讓每個人在飛機上有位置坐。飛機上並沒有很多走動的空間。當五十、一百或是更多人上了飛機，走道很快就被塞滿了。登機的隊伍就會排到空橋上。

同時，其他已經進入飛機的旅客，正準備坐在他們的座位上。有時候，他們需要脫掉外套、把手提行李放在該放的位置，或是幫助其他的乘客。這些事情都需要點時間，尤其是有許多乘客的時候。

登機隊伍有時候移動得很慢。有時會停下來，然後再開始移動、又停下來、再次移動。雖然如此，這仍然是讓許多帶有隨身行李的旅客到達他們座位最快的方式。

大部分的旅客會比較喜歡坐在自己的座位上，而不喜歡站在移動得很慢的登機隊伍中。他們可能會覺得有點不舒服或是有點挫折感。很重要的是要試著保持冷靜。有時候思考可以有所幫助。可以試著想成：這就是當兩百個人要進入飛機時的情況；或是，隊伍很快就會移動了；或是當我準備好要坐在我的座位上，別人也會等我。運用思考來幫助自己在空橋上保持冷靜，是個聰明的做法。▶

我可以用空橋來登機。如果有許多人要登機，登機隊伍移動的速度會變得很慢。登機的人們，也包括我在內，有時候會需要停下來等待。這是沒關係的。我會試著運用思考來幫助我保持冷靜，這是我很聰明的做法，也會對我身旁的乘客有所幫助。■

故事
148

家長是重要的乘客

家長是很重要的乘客,他們會幫助機長和空服人員。

家長是重要的成人乘客。他們會聽指令和幫助他們的小孩執行這些指令。

這就是為什麼我的爸爸或媽媽可能會告訴我,使用飛機上的廁所需要等待,或是告訴我我需要留在我的位子上。遵從機長和空服員的指令是父母的工作。

家長很重要。他們會遵從機組人員的指令。他們會幫助機長和空服員確保每個人有個安全且舒服的飛行旅途。■

孩子們是重要的乘客

孩子們常可以幫助在飛機上的每個人有個安全且愉快的飛行旅途。孩子們可以幫忙的好方法，就是聽爸爸、媽媽的話，並且執行他們所給的指令。

我會試著在我們飛行的途中，幫助我的爸爸和媽媽。他們會告訴我關於搭乘飛機的規則。我會試著聽話，並且遵守這些規則。如果我遵守搭乘飛機的規則，我的媽媽、爸爸和每個坐在我們周圍的人，都會覺得很高興。

什麼時候可以不扣安全帶了呢？先聽機長怎麼說，然後再聽爸爸、媽媽怎麼決定。

機長會決定人們什麼時候可以離開他們的座位。在每個飛機上都有個安全帶的圖案，同時它也會亮燈。當我在飛機裡，我的媽媽或爸爸可以指給我看，安全帶的指示燈在哪裡。每排座位的前端都有安全帶的指示燈。▶

機長會開啟和關閉安全帶的指示燈。當安全帶的指示燈亮起的時候，就代表每個人都需要綁上安全帶，這是法律規定的。

　　我會試著聽從和遵守爸爸、媽媽給我的指令。這會幫助每個人有個安全而且舒服的飛行旅途。■

故事 **150**

這班飛機會準時嗎？

大部分的班機都會準時。有些班機會誤點。有些班機會被取消。在搭乘飛機旅行時，這些情況都有可能發生。

大部分的班機會準時。準時的意思是每件事都是安全的，飛機可以在預定的時間飛行。

有的時候，班機會誤點。這個意思是飛機會晚點飛，也會晚點降落。這是沒關係的。有時會花比較長的時間確認一架飛機準備好要執行飛行的任務。

有的時候，班機會取消。這個意思是飛機不會如原先計畫地飛行，乘客常常需要搭乘另一架飛機。

大部分的班機都會準時。有些班機會誤點。有些班機會被取消。這些都是在搭乘飛機旅行時可能會發生的事情。這就是人在地球上的生活。∎

為什麼有些航班會誤點？

飛機可能會在航行的任何一個時間點發生誤點。飛機可能會在乘客搭乘之前發生誤點。飛機也可能會在乘客坐上飛機之後發生誤點。有些時候，飛機會在空中飛行時發生誤點。有些時候飛機會在降落時發生誤點。有的時候飛機可能在飛行的過程中發生超過一次的誤點。

飛機可能會有很多的理由發生誤點。例如：有些東西可能需要修理；可能因為有暴風雨；機組人員可能需要休息；可能機場有很多飛機等著要起飛；或者空中有很多班機等著要降落；也可能會有其它的理由造成班機誤點。

當飛機誤點時，一開始許多乘客可能會覺得失望或沮喪。但這些負面情緒不會持續很久。乘客們知道飛機誤點幾乎表示，為了讓每個搭乘飛機的人都安全，有人正在努力處理發生的狀況。這樣的了解可以幫助乘客再度具有耐心、保持冷靜，和覺得舒服。

班機可能會誤點。有許多可能造成班機誤點的理由。班機誤點常常是為了讓飛行能更為安全。■

故事 152 發生野火的地點離我們家很近

發生野火的地點離我們家很近。這讓這個故事變得非常重要。

因為燃燒而讓火有火焰、熱度和光。火在有些情況下是有益的，但也可能造成很嚴重的問題。火總是具有危險性。了解火可以幫助人們保持安全。

火在有些情況下是有益的。人們常用火來加熱和提供能源，讓他們的家保持溫暖和舒服，或用來煮東西。露營的時候，成人可以升起營火或是用火來點燈籠。有許多方式可以讓火是有益的。

成人知道關於火的危險，和如何安全地使用火。他們知道如何能聰明地遵守使用火的規則。他們也知道要很小心地使用火是非常、非常重要的。如此，才能持續維持火是安全、有幫助，而且是人能掌控的。▶

有時候火會變成很大、很嚴重的問題。火會擴散，而且變得越來越大。人們會試著讓火保持在他們掌控之下，但有時火擴散得太快了。火勢有時候會變得太大，人們沒辦法自己滅掉。當這樣的情況發生時，人們會打電話給消防隊。

　　當火災發生在戶外，而且擴散得很快時，我們稱它為野火。野火是個非常、非常大而且嚴重的問題。野火很快會變得很大，人很難掌控這樣的火勢。許多時候，消防隊員會請求其他消防隊員協助來幫忙控制野火。

　　有個野火發生在距我家_____公里遠的地方。消防隊員很難讓火勢受到控制。為了保持我和家人的安全和健康，我們可能會被要求離開我們的房子。消防隊員會密切地監控火勢。如果我們需要離開我們的家，他們會告訴我的媽媽或爸爸。▓

故事 153 疏散是什麼意思？

有時候人們會接到通知，需要從他們的住家疏散。疏散的意思是淨空和離開。但是有時候疏散的意思是，只攜帶最重要的東西，把其它東西留下來。

通常，當一個家庭接到疏散通知，是因為他們居住的房子在危險區域內。火會對房子造成危險，房子可能會被火燒掉。但重要的是要讓家人都安全，遠離火源。為了這個理由，有些家庭會被要求從他們的住家疏散，移到安全一點的地方。

大部分的家庭從來不需要從他們的住家疏散。非常偶爾的情況下，有些家庭會被要求離開他們居住的房子。當有人被要求從他們居住的房子疏散時，非常、非常重要的是要遵從疏散的指示。

疏散是爸爸、媽媽保護他們小孩安全的一個方法。如果我們家被要求從我們居住的房子疏散，我也許可以幫忙。我也許可以幫忙維護我的家人安全。爸爸、媽媽知道我可以怎麼幫忙。■

我們為什麼要離開？

許多孩子對疏散這件事會有疑問。他們常常想知道，為什麼他們的家人需要從他們居住的房子疏散呢？有時候，孩子會問他們的爸爸、媽媽，「為什麼我們需要離開呢？」

當消防隊員告訴一個家庭他們需要疏散時，非常、非常重要的是人們要離開他們的房子。消防隊員對火已經研究了很長的一段時間，他們是研究火的專家。他們知道在什麼情況下火已經太靠近了，人們需要離開他們的房子。比較聰明的做法是聽從和遵守消防隊員的指令。

有時候，可能覺得火看起來還沒有那麼靠近。問題是，當火失控時，它擴散得很快。這就是為什麼消防隊員會在火還沒有那麼靠近，還在可以安全離開的範圍內時，要求家庭疏散。

消防隊員知道什麼時候火已經太靠近了，他們會告訴人們需要疏散。當消防隊員說「需要疏散了」，就是需要疏散的時候了。遵從消防隊員的指示，可以讓人們保持安全。■

故事
155

人們希望能留在自己的房子裡

人們從房子裡疏散是因為他們必須要離開。如果他們可以有選擇，他們會比較希望能留在房子裡，做他們平常會做的事情。他們希望火能被滅掉，希望他們住的地方離火災的地點很遠，希望火能受到控制。但是人們心中的希望並沒有實際滅火的功能。如果人們心中的希望可以滅火，火早就已經被滅掉了。

等到人們長大之後，他們學習不發脾氣、也不哀哀叫地去進行他們不想做的事情。他們可能會覺得悲傷、緊張或不舒服，但他們知道持續地思考和工作來保持他們家人的安全，是件很重要的事情。

有時候，成人會試著記得生活不是一直都像這個樣子，來幫助他們覺得好過些。他們知道火會被滅掉，有一天他們也許可以再做他們平常會做的事情。當成人說「如果日子可以恢復平常的樣子就好了」之類的話來幫助他們記得沒有野火發生的生活，和讓他們心裡覺得好過一些。

如果爸爸、媽媽說：「該是疏散的時候了！」很重要的是聽從和遵守他們的指令。■

故事
156

晚間新聞

今天有哪些變化！

　　每天同一個時段，電視台會播報晚間新聞。每天同一個時間開始，通常由同一個人播報新聞，我們稱這個人為主播。但是新聞的內容卻是關於改變。

　　有些主播在播報新聞時，會用某一個句子來開始，例如：「現在播報晚間新聞。」每次的晚間新聞他們都會說這個句子。在每次播報結束時，他們也會用另一個句子結束，例如：「以上是今天的晚間新聞！」

▶

許多人坐在同一張椅子上,在每天相同的時段裡觀看同一個電視台的晚間新聞。同時段、同電視台、同一個主播、同樣的開頭與結尾的句子、同一張椅子。

但是新聞的內容卻永遠都和前一天的不一樣。播報的新聞內容是不同的。

可以期待的改變,通常不具有新聞價值。它們不是大消息。這些新聞類似:「在佛蒙特州已經是秋天了,記者目前站在一棵樹的前面。這棵樹昨天就存在了,只是今天掉了些葉子。」

最具有新聞價值的改變,常常是不受歡迎和不可預期的改變。最大、最重要的改變不管到哪裡,都可以成為晚間新聞的重要內容。

這兒有個理論:晚間新聞報告改變。但是新聞大都是以相同的方式播報。在地球上的人們似乎比較容易用相同的方式來了解每天的改變。

故事 157 在每天結束的時候

有一點小改變，但大部分是相同的

這兒有個理論：在每天結束的時候，地球有一點小改變，但大部分是維持相同的。

一天中有許多改變。每天：

- 有 216,000 個寶寶被生出來。在明天到來之前，他們是地球上最新的人。

- 每個人都老了一天。

- 每個建築物、車子、沙發、電視，和許許多多其它的東西，都比之前又老了一天。

- 許多人改變他們所在的地方。有些人開他們自己的車子、搭巴士、搭火車，或是搭船到另一個地方。他們也可能會搭飛機到另一個地方。每天大約有 49,000 次飛機班次。

- 有些植物會變得更大，所有的植物都會變老，有些樹會傾倒。

- 大約發生了 2,600 次地震，大部分的地震都很小，而且沒被注意到。▶

在每天結束到第二天來臨之前，地球可能發生的改變，沒有人能數得清楚。

雖然每天都發生許多的改變，但從外太空看地球，地球看起來都差不多一樣。很大、很大的改變發生得並不多。地球一樣繞著太陽公轉。地球也一樣自轉。海洋、山岳、河川、山谷，和它們很多年之前所在的地方差不多。人們並不需要每天都幫地球做一張新的地形地圖。

人們依賴地球的大部分能維持雷同，來幫助人們做他們的年、月、日計畫。這也可以幫助他們覺得在這裡很舒服，能把注意力放在他們覺得很重要的事情上。

在每天結束的時候，即便地球上有許多的改變，地球的大部分仍維持一樣。這個理論幫助許多人每天晚上能安心地睡覺。■

故事 **158** 也許我可以做這個

　　將來我會變成一位成人。我可以做什麼呢？想想看，也許會很有趣。

　　有人努力工作來拯救地球的資源，也許我可以做這個。

　　有人在電影院賣電影票，也許我可以做這個。

　　有人寫詩和十四行詩，也許我可以做這個。

　　有人在電台工作，也許我可以做這個。

　　有人在教書，也許我可以做這個。

　　有人在超市幫忙把貨品放到架子上，也許我可以做這個。

　　有人尋找治療疾病的方法，也許我可以做這個。

　　有人設計和畫畫，也許我可以做這個。

　　有人在大城市工作，也許我可以做這個。

　　有人在戶外工作，也許我可以做這個。

　　將來我會變成一位成人。我會做什麼呢？看看我會怎麼回答吧！■

社會性技巧訓練手冊

詞彙表

什麼是詞彙表？

〔英文〕字典按照字母順序排列字和字的意思〔譯者註：因為這本書的作者是美國人，所以此詞彙表是按照英文字典的方式來說明〕。人們使用字典來學習如何拼或說一個字，或是找出字所代表的意思。

詞彙表是按照字的第一個字母出現的順序來排列。它說明一些曾在本書中出現、但是比較困難的字或詞的意思。這是本書的詞彙表。

每個字都有它的意義。有些字，就像字典和詞彙表，都各自有它的意義。許多字句有超過一個的意思。字（word）這個字就是其中一個。字可以指的是一個字音或是一串具有意義的聲音、一個資訊、一小段的演講，或是一個承諾。

偶爾，人們需要字典或是詞彙表來幫助他們了解字或詞的意思。像是轉換（transform），他們可能就需要協助才能了解它的意思。這是在預期內的。預期（expect）也是存在於詞彙表中的另一個字。本書的詞彙表中包含了很多的字和詞。▶

本詞彙表最後的部分，說明關於描述頻率的字或詞。人們用許多不同的字、詞來描述事情發生的頻率。本書中常見關於描述頻率的字、詞，像是：有時候和絕不，以及偶爾或大部分的時間，這些字和詞常在本書中出現。因為這些字或詞的意思很接近，我將它們以一組的方式來加以說明。

　　在本詞彙表中，每個字或詞都是以粗體標示。接下來會出現該字或詞的定義，然後是例句。如果例句是由本書中摘錄出來的，會以楷體字出現。例如詞彙表一詞會如此出現：

詞彙表

一個詞彙表是將本書中比較困難或是不常用的字和詞，按英文字母出現的順序加以排列。

例句：本書的詞彙表中包含了很多的字和詞。

　　人們可能會使用接下來的詞彙表，來查詢本書中某些比較困難的字或詞的意思。■

詞彙表

冷靜

冷靜的意思是安靜、平靜、放鬆、不沮喪。

例句：很重要的是要試著保持冷靜。

平靜的聲音

平靜的聲音是平靜和友善的，讓其他人聽起來覺得舒服的。

例句：當我覺得快樂時，我比較容易用平靜的聲音和願意合作的話語來
　　　說話。

合作

合作的意思是願意用有幫助的
方式，為了相同的目標一起工
作或遊戲。

例句：當人們願意接受幫助，
　　　他們會跟你合作。

例句：願意配合或合作，是我妹妹很樂意接受我幫助的線索。

願意合作的語詞

願意合作的語詞是指能幫助人們為了相同的目標一起工作或遊戲的單
字、詞語或句子。願意合作的話語會用平靜和友善的語調和聲音來說
（請參考「平靜的聲音」）。

例句：用尊重的態度說話，是使用平靜和受到良好控制的聲音，以及願
　　　意合作的話語。

預期

預期可能表示，預先想到或是猜測到有些事情可能會發生。

例句：身為一個發明家，他預期會犯許多的錯誤。

期望

期望代表相信某些事情應該會發生。

例句：當小孩長大，別人會期望他們要學習握手的禮儀。

經驗

經驗在本書中可能代表兩種涵義。

1. 經驗可以代表一個事件或活動，或是一個人看過、聽過或做過的事情。

例句：一個真實的故事常是描述一個過去的經驗。

2. 經驗也可以代表藉由做某件事情或是練習一個技巧所獲得的知識。

例句：他們有很多的經驗。

沮喪／受挫

因受到阻止而無法達到目的，或無法做個人心中想做的事情時，容易出現沮喪／受挫的感受。

例句：等一下才能打開禮物，可能會讓人覺得有些沮喪，特別是小孩子更容易有這樣的感受。

想／猜

想／猜是認為某件事情是真
的、正確的，或可以進行的
事情，但並沒有足夠的訊息
可以確定那件事是不是真的
或正確的。

例句：另一種成人常用來說
　　　可以的方式是：「我
　　　想，應該可以吧！」

例句：祖父說，有很多人喜歡包裝禮物，所以他猜他們今年也會將禮物
　　　包裝好再帶過來。

預測

預測是事前知道某件事情將會發生，它常是根據某些資訊所做的推測。
氣象預報員嘗試著預測天氣。

例句：沒有人可以完全預測到誰什麼時候會霸凌另一個人。也沒有人能
　　　夠正確地預測在霸凌的事件中，霸凌者會做出什麼樣的事情。

步

步，在本書中可以有兩種涵義。

1.可以指的是往前、往後或往旁邊移動一步的意思。

例句：每移動幾步，我就需要重複說：「不好意思！借過一下！」

2.也可以指的是步驟，為了完成一項工作或達成一個目標的一連串行動
　　中之一部分。

例句：我們會依照指示回答問題，並逐步地完成這個練習。

社會性故事

社會性故事是一個真實的故事,用來描述一個情境、技巧或是想法。它可以被研究、撰寫和依照本書的十個指標來加以舉例說明。

例句:凱蘿・葛瑞所寫的《社會性技巧訓練手冊》(*The New Social Story™ Book*)裡包含了許多**社會性故事**。

驚訝

遇到不是預期中會發生的事情時,可能會覺得驚訝。

例句:孩子們可能會驚訝地發現,大部分的成人喜歡盡可能地回答:
「好。」

驚喜

有時遇到不是預期中會發生的事情會覺得驚喜,例如:聽到一些話、收到禮物、因為他人所採取非預期的行動,或是遇到非預期的事件。

例句:許多人覺得美好的驚喜是有趣、好玩的。

理論

理論是解釋事情如何發生或為什麼發生的推測或想法。理論常是基於一些事實或經驗,但並沒有經過驗證。

例句:有個理論是這麼說的,人們比較容易分享那些他們不可能擁有的東西,或是那些只是他們生活作息中一部分的東西。

東西

1. 東西可以代表任何真實的物品。

例句：他還發明了許多其它的東西。

2. 東西可以代表一個人的衣服、玩具或是個人物品。

例句：我們會把我大部分的玩具和其它東西放進箱子裡。

事情

1. 事情可以代表任何的主題或想法。

例句：當我看著這些照片，提醒著我從派對中學到的一件事情。

2. 事情也可以代表任何的活動。

例句：有些事情是我喜歡做的。

3. 事情也幾乎可以代表所說或寫的話。

例句：我們會試著用尊重的方式再說一次相同的事情。

4. 事情也幾乎可以指任何事件。

例句：有時候，有些事情會讓人無法來參加。

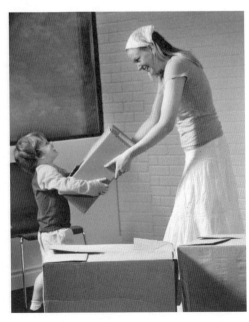

5. 事情也可以指友誼、關係、事件或活動。

例句：他們會很快地想要更正，做正確的事情。

在字典裡，事情這兩個字可以代表很多的意義。在本書中，當事情在句子中出現時，代表以上其中一種的意義。

這就是人在地球上的生活

這就是人在地球上的生活是個句子，用來描述大多數人共同的經

驗。這可能是舒服、好的經驗，也可能是不舒服或讓人不想要有的經驗。不管是哪種經驗，都幾乎是地球上大多數人的經驗。

例句：悲傷是一種不舒服的感受。人們可以覺得悲傷。當人們覺得悲傷時，他們會想辦法讓自己再次感到快樂。這就是人在地球上的生活。

例句：犯錯是地球上生活的一部分，那是沒關係的。

例句：當孩子的想法需要成人的決定才能實現時，孩子就需要得到成人的同意。有時孩子可以得到他們所需要的同意，有時得不到。得到或得不到成人的同意，都是人在地球上的生活。

這是沒關係的

「這是沒關係的」這個句子，常常跟隨在陳述一個令人驚訝、不想要或是不舒服的情境之後。「這是沒關係的」代表雖然某個情境可能不是某人所想要的，但卻需要發生或是將會發生。「這是沒關係的」也代表某個情況雖然是令人驚訝、不想要或不舒服的，但卻是安全的。

例句：事實上，成人並不知道每件事情。這是沒關係的。

例句：登機的人們，也包括我在內，有時候會需要停下來等待。這是沒關係的。

例句：有時候我會到保母家，直到爸爸或媽媽來接我。這是沒關係的。

蛻變

蛻變的意思是一個生物完全改變他的長相或機能。

例句：只要隨著我的成長，就可以看到我如何蛻變了！

例句：這是個蛻變的階段。

蛻變者

字典中，生命中的蛻變者是指一個生物在外觀上或是機能上做了重大的改變。

例句：蝴蝶是個真正的蛻變者。

歡迎

當歡迎在本書中使用時，可能代表兩種涵義：

1. 歡迎可以是當別人到達時，友善地跟他們打招呼。

例句：歡迎來到「萬能城堡」！

2. 歡迎也可以是以友善的態度接受。

例句：有個理論是：可以預期和受歡迎的改變是最容易的。

不可預期的

不可預期的意思是，所發生的事情是突然出現、沒有任何預警的。

例句：因為火災和龍捲風常常都是在不可預期的情況下發生的，所以用這樣的方式來練習是很重要的。

不受歡迎

不受歡迎代表不想要、不想接受，或不歡迎的。

例句：車子爆胎就是一種不可預期也比較不受歡迎的事情。▶

關於頻率的字或詞

　　許多字或詞用來描述事情發生的頻率或發生得多頻繁。例如：「總是」代表持續性的，每一次或是常常。「絕不」代表沒有，或不在任何的情況下會出現。「總是」和「絕不」有相反的意義。「總是」是每一次，而「絕不」是不曾出現。

　　在下面的圖示中，「總是」和「絕不」是放在圖示線的兩端，代表著相反的意思。越靠近「總是」的字或詞代表著頻率較高的意思。你可以從字或詞在這條線上面所在的位置，來猜它描述頻率的涵義。還有許多其它的字或詞能用來描述頻率，但以下是這本書中所使用的字和詞。

總是（每一次）

大部分的時間

經常／許多次

通常

有時候

偶爾

絕不（不曾）

社會性技巧訓練手冊

參考書目

本書中故事的參考書目

我們身邊的「蛻變者」：蝴蝶

　　Montana State University. Butterflies: The children's butterfly site. Life cycle of butterflies and moths. Retrieved October 4, 2009 from *www.kidsbutterfly.org/life-cycle*

我們身邊的「蛻變者」：青蛙

　　All About Frogs.org. Life cycle of a frog. Retrieved October 4, 2009 from *http://allaboutfrogs.org/weird/general/cycle.html*

我們身邊的「蛻變者」：瓢蟲

　　Mrs. Seagraves QUEST class homepage. The life cycle of the ladybug. Retrieved October 4, 2009 from *www.geocities.com/sseagraves/ladybuglifecycle.htm*

湯瑪士・愛迪生和錯誤

　　Google. Cynthia-ga. Did Thomas Edison really say this? Retrieved on October 1, 2009 from *http://answers.google.com/answers/threadview/id/747226.html*

人們為什麼要握手？

　　Ramsey, L. Shaking Hands Throughout History and Around the World. Retrieved August 8, 2009 at *www.mannersthatsell.com/articles/shakinghands.html*

霸凌：該怎麼思考？該說什麼和該做什麼？（第七章）

Gray, C. (2004). Gray's guide to bullying: The original series of articles parts I-III.

Enclosed student workbook: How to respond to a bullying attempt: What to think, say, and do (1-8). *Jenison Autism Journal,* 16:1.

搬到新社區

All listed online resouces retrieved on September 12, 2009.

City of Shelton, Connecticut. *www.cityofshelton.org/*

LaFayette Public School. *www.trulia.com/schools/CT-Shelton/Lafayette_Elementary_School/*

Rich and Ben's Hair Styling.
http://yellopages.lycos.com/search? C=Barbers&L=Shelton%2C+Connecticut&diktfc=5D914DF6529AF950D797FDEF3EF5F419B795C AEE7864

Beechwood Supermarket. *www.beechwoodmarket.com*

City of Garretson, South Dakota.
www.garretsonsd.com/idex.php? option=com_content&view= article&id=42&Itemid=17

Garretson Elementary School. *http://garretson.k12.sd.us/*

Brandon Plaza Barbers.
http://yp.yahoo.com/yp/Garretson_SD/Personal_Care_Barbers/8109930.html

Garretson Food Center. *www.garretsonsd.com*

洗我的手

Mayo Clinic. Hand washing: Do's and don'ts. Retrieved September 19, 2009 from *www.mayoclinic.com/health/hand-washing/HQ00407*

為什麼人們要泡澡或淋浴？

All listed online resources retrieved on August 15, 2009. Radmore, C. The evolution of bathing and showers. *www.talewnis.com/family/historyofshowers.htm* Wikipedia. Archimedes. *http://en.wikipedia.org/wiki/Archimedes*

這是我的老師要做的決定

Gray, C. (Author) & Shelley, M. (Director/Producer). (2006). It's' the teacher's decision (motion picture). In Storymovies™: Social concepts and skills at school. United States: The Specialminds Foundation.

用尊敬的態度跟老師說話

Gray, C. (Author) & Shelley, M. (Director/Producer). (2006). Talking to a teacher with respect (motion picture). In Storymovies™: Social concepts and skills at school. United States: The Specialminds Foundation.

什麼是演習？

Gray, C. (Author) & Shelley, M. (Director/Producer). (2006). What is practice? (motion picture). In Storymovies™: Social concepts and skills at school. United States: The Specialminds Foundation.

學習的路上會犯許多的錯誤

Gray, C. (Author) & Shelley, M. (Director/Producer). (2006). Mistakes may happen on the way to learning (motion picture). In Storymovies™: Social concepts and skills at school. United States: The Specialminds Foundation.

可以在小組活動中提出的好問題

Gray, C. (Author) & Shelley, M. (Director/Producer). (2006). What is a good question? (motion picture). In Storymovies™: Social concepts and skills at school. United States: The Specialminds Foundation.

在每天結束的時候

All listed online resources retrieved on October 1, 2009. Answers.com: WikiAnswers.

How many babies are born each day in the world? *http://wiki.answers.com/Q/How_many_babies_are_born_every_day_in_the_world*

Answerbag.com. How many commercial airline flights are there per day in the world? *www.answerbag.com/q_view/93860*

Answerbag.com. How many earthquakes happen each day? *www.answerbag.com/q_view/93860*

本書詞彙表的參考書目

Agnes, M. (Ed.). (1999). *Webster's new world children's dictionary* (2nd Edition). Cleveland, Ohio: Wiley Publishing, Inc.

Agnes, M. (Ed). (2003). *Webster's new world dictionary* (4th Edition). New York, N.Y: Pocket Books, Simon & Schuster, Inc.

Delahunty, A. (2002). *Barron's first thesaurus.* Hauppauge, N.Y: Barron's Educational Series, Inc.

Houghton Mifflin Harcourt. (2007). *The American heritage student dictionary.* Boston, MA: Houghton Mifflin Harcourt Publishing Company.

Leany, C. (2008). *Junior dictionary & thesaurus.* New York, N.Y: Barnes & Noble.

Levey, J.S. (Ed.). (1990). *Macmillan first dictionary.* New York, N.Y: Simon & Schuster Books for Young Readers.

Levey, J.S. (Ed.). (2006). *First dictionary.* New York, N.Y: Scholastic.

Morris, C.G. (Ed.) (2007). *Macmillan fully illustrated dictionary for children.* New York, N.Y: Simon & Schuster Books for Young Readers.

Scholastic, Inc. (2005). *Scholastic pocket dictionary.* U.S.A.: Scholastic, Inc.

社會性故事研究和相關參考書目

Agosta, E., Graetz, J. E., Mastropieri, M. A. & Scruggs, T. E. (2004). "Teacher-researcher partnerships to improve social behaviour though social stories." *Intervention in Schools and Clinic* 39 (5) 276-287.

Barry, L. M. & Burlew, S. B. (2004). "Using social stories to teach choice and play skills to children with autism." *Focus on Autism and Other Developmental Disabilities* 19 (1) 45-51.

Bledsoe, R., Smith, B. and Simpson, R. L. (2003). "Use of a social story intervention to improve mealtime skills of an adolescent with Asperger syndrome." *Autism* 7 (3) 289-295.

Brownell, M. (2002). "Musically adapted social stories to modify behaviors in students with autism: Four case studies." *Journal of Music Therapy* 39, 117-144.

Chalk M. (2003). "Social stories for adults with autism and learning difficulties." *Good Autism Practice* 4(2), pp. 3-7.

Committee on Educational Interventions for Children with Autism. (2001). "Family roles." In C. Lord & J.P. McGee (Eds.), *Educating children with autism.* Washington, DC: National Academies

Press.

Del Valle, P. R., McEachern, A. G. & Chambers, H. D. (2001). "Using social stories with autistic children." *Journal of Poetry Therapy* 14 (4) 187-197.

Erangey, K. (2001). "Using social stories as a parent of a child with an ASD." *Good Autism Practice* 2 (1) 309-323.

Gastgeb, H.Z., Strauss, M.S., & Minshew, N.J. (2006). "Do individuals with autism process categories differently? The effect of typicality and development." *Child Development* 77, 1717-1729.

Gray, C. (1998). "*The advanced social story workbook*." The Morning News 10(2), 1-21.

Gray, C. (2004). "Social stories 10.0: The new defining criteria and guidelines." *Jenison Autism Journal* 15, 2-21.

Gray, C.A. & Garand, J.D. (1993). "Social stories: Improving responses of students with autism with accurate social information." *Focus on Autistic Behavior* 8, 1-10.

Gray, C. (1998a). "Social stories and comic strip conversations with students with Asperger syndrome and high functioning autism." In: E. Schopler, G. Mesibov & L. Kunce (Eds.). *Asperger syndrome or high functioning autism?* (pp. 167-198). New York: Plenum Press.

Hagiwara, T., & Myles, B. S. (1999). "A multimedia social story intervention: Teaching skills to children with autism." *Focus on Autism and Other Developmental Disabilities* 14, 82-95.

Howley, M. (2001). "An investigation into the impact of social stories on the behaviour and social understanding of four pupils with autistic spectrum disorder." In R. Rose and Grosvenor (Eds) (2001). *Doing research in special education*. London: David Fulton.

Howley, M.,& Arnold,E. (2005). *Revealing the hidden social code*. London: Jessica Kingsley.

Ivey, M.L., Heflin, L.J., & Alberto, P. (2004). "The use of social stories to promote independent behaviors in novel events for children with PDD-NOS (autism spectrum disorder)." *Focus on Autism and Other Developmental Disabilities* 19, 164-176.

Jones, D., Swift, D., & Johnson, M. (1988). "Nondeliberate memory for a novel event among preschoolers." *Developmental Psychology* 24, 641-645.

Klinger, L.G., & Dawson, G. (2001). "Prototype formation in autism." *Development and Psychology* 13, 111-124.

Kluth, P., & Schwarz, P. (2008). *Just give him the whale! 20 ways to use fascinations, areas of expertise, and strengths to support students with autism*. Baltimore: Paul H. Brookes Publishing Co.

Kuoch, H., & Mirenda, P. (2003). "Social story interventions for young children with autism spectrum disorders." *Focus on Autism and Other Developmental Disorders* 18, 219-227.

Kuttler, S., Myles, B. S., & Carlson, J. K. (1998). "The use of social stories to reduce precursors to tantrum behaviour in a student with autism." *Focus on Autism and Other Developmental Disabilities* 12, 176-182.

Lorimer, P. A., Simpson, R., Myles, B. S. & Ganz, J. (2002). "The use of social stories as a preventative behavioral intervention in a home setting with a child with autism." *Journal of Positive Behavioral Interventions* 4 (1) 53-60.

Miller, D. (2002). *Reading with meaning: Teaching comprehension in the primary grades*. Portland, ME: Stenhouse Publishers.

Moffat, E. (2001). "Writing social stories to improve students' social understanding." *Good Autism Practice* 2 (1) 12-16.

Norris, C., & Dattilo, J. (1999). "Evaluating the effects of social story intervention on a young girl with autism." *Focus on Autism and Other Developmental Disabilities* 14, 180-186.

Rowe, C. (1999). "Do social stories benefit children with autism in mainstream primary school?" *British Journal of Special Education* 26 (1), 12-14.

Rust, J., & Smith, A. (2006). "How should the effectiveness of social stories to modify the behavior of children on the autism spectrum be tested? Lessons from the literature." *Autism: The International Journal of Research and Practice* 10, 125-138.

Sansosti, F.J., Powell-Smith, K.A., & Kincaid, D. (2004). "A research synthesis of social story interventions for children with autism spectrum disorders." *Focus on Autism and Other Developmental Disabilities* 19(4), 194-204.

Scattone, D., Wilczynski, S., Edwards, R. & Rabian, B. (2002). "Decreasing disruptive behaviors of children with autism using social stories." *Journal of Autism and Developmental Disorders* 32 (6) 535-543.

Smith, C. (2001a). "Using social stories to enhance behaviour in children with autistic spectrum difficulties." *Educational Psychology in Practice* 17, (4) 337-345.

Smith, C. (2001b). "Using social stories with children with autistic spectrum disorders: An evaluation." *Good Autism Practice* 2 (1) 16-25.

Swaggart, B. L., Gagnon, E., Bock, S.J., Earles, T.L., Quinn, C., Myles, B. S., & Simpson, R. L. (1995). "Using social stories to teach social and behavioural skills to children with autism." *Focus on Autistic Behaviour* 10, 1-16.

Wright, L.A. (2007). *Utilizing social stories to reduce problem behavior and increase pro-social behavior in young children with autism*. Unpublished doctoral dissertation, University of Missouri, Columbia.

MEMO

MEMO

MEMO

國家圖書館出版品預行編目（CIP）資料

社會性技巧訓練手冊：給自閉症或亞斯伯格症兒童的 158
個社會性故事/凱蘿・葛瑞（Carol Gray）著；楊世華譯.
-- 初版. -- 臺北市：心理, 2013.12
　面；　公分. --（障礙教育系列；63122）
譯自：The new social story™ book
ISBN 978-986-191-579-1（平裝）

1. 自閉症　2. 亞斯伯格症　3. 社交技巧　4. 特殊教育

415.988　　　　　　　　　　　　　　　　102024753

障礙教育系列 63122

社會性技巧訓練手冊：
給自閉症或亞斯伯格症兒童的 158 個社會性故事

作　　者：凱蘿・葛瑞（Carol Gray）
校 閱 者：林育瑋
譯　　者：楊世華
執行編輯：陳文玲
總 編 輯：林敬堯
發 行 人：洪有義
出 版 者：心理出版社股份有限公司
地　　址：231 新北市新店區光明街 288 號 7 樓
電　　話：(02) 29150566
傳　　真：(02) 29152928
郵撥帳號：19293172 心理出版社股份有限公司
網　　址：http://www.psy.com.tw
電子信箱：psychoco@ms15.hinet.net
駐美代表：Lisa Wu（lisawu99@optonline.net）
排 版 者：龍虎電腦排版股份有限公司
印 刷 者：龍虎電腦排版股份有限公司
初版一刷：2013 年 12 月
初版六刷：2018 年 11 月
I S B N：978-986-191-579-1
定　　價：新台幣 380 元